常见皮肤病诊疗图谱

赵理明　赵培栋　赵小宁　编著

辽宁科学技术出版社
·沈阳·

图书在版编目（CIP）数据

常见皮肤病诊疗图谱 / 赵理明，赵培栋，赵小宁编著 . —沈阳 : 辽宁科学技术出版社，2024.1

ISBN 978-7-5591-3193-5

Ⅰ . ①常… Ⅱ . ①赵… ②赵… ③赵… Ⅲ . ①皮肤病—诊疗—图谱 Ⅳ . ① R751-64

中国国家版本馆 CIP 数据核字（2023）第 157829 号

出版发行：辽宁科学技术出版社
　　　　　　（地址：沈阳市和平区十一纬路 25 号 邮编：110003）
印 刷 者：辽宁新华印务有限公司
经 销 者：各地新华书店
幅面尺寸：170mm×240mm
印　　张：18.5
字　　数：300 千字
出版时间：2024 年 1 月第 1 版
印刷时间：2024 年 1 月第 1 次印刷
责任编辑：丁　一
封面设计：刘冰宇
版式设计：袁　舒
责任校对：闻　洋
书　　号：ISBN 978-7-5591-3193-5
定　　价：98.00 元

联系电话：024-23284363　15998252182
E-mail：191811768@qq.com

前　言

《中国中医药报》记者胡京京曾有一篇题为《名医，中医人才队伍的旗帜》的报道。有一句话使我印象深刻："临床疗效是中医药赖以生存和发展的根本。名医不是培养出来的，而是在奋斗和竞争中成长起来的。"笔者在《一病多方快速诊疗法》一书前言中也引用了这句话，因为，这句话在多年临床学习中有"听君一席话，胜读十年书"的标杆作用，对为医者来说无疑是经典的、不朽的，有指导研习中医方向的作用。

读书一年，可谓能治天下百病，而认认真真临床两三年后，才揆治病用药之奥和不易。医学不同写小说，来不得半点夸张和想象，任何虚构和骄傲，都有悖于"医贵愈病"的救死扶伤之道。

治疗皮毛之疾密钥就是：上宣下清，方可奏效。宣就是宣肺，清就是清大肠。而用药之妙，似将用兵，兵不在多，独选其能，药不贵繁，唯取其效。

笔者愚钝，见闻浅陋，实不敢以著书，乃微言实录笔者长期学习前贤经验和临床用之屡屡取效，并辑录指导患者，自我临床用之百发百准的民间极简验方，如，2022 年 12 月 7 日晚 7 时，湖北咸宁赤壁市赤壁镇石头口村，有一位 79 岁的胡兴立老人给笔者打电话，高兴地说，他看了笔者以前编著的《新编皮肤病诊疗图谱》一书，用一支吸过的过滤嘴烟蒂蘸涂食用油并搓成条状塞入肛门内，治愈了一位 50 多岁姓魏同乡的蛲虫病。胡兴立老人说，魏同乡肛门内瘙痒难忍多日，去医院看过好几次，既坐浴加外用，又熏蒸治疗，都没有效果，而他按笔者编著的书中的方子，让魏同乡把吸过的过滤嘴烟蒂，蘸涂食用油并搓成条状塞入肛门内，几分钟就有便意，结果一下子排出好多条像线头一样的白色小虫子（蛲虫）。胡兴立老人又说，他虽然是农民，但不愿意麻木、知足、无聊地生活着，所以爱买书，爱看书，特别爱看医书，看过笔者之前的著作，并表示感谢。其实，胡老先生 2018 年 7 月 11 日上午，也给笔者打电话说他按照书中的经验方，用蛋黄油加温开水治愈过一位胆囊结石切除后右背麻痹难受的 82 岁老翁。为了弘扬普及高效经验方，笔者在《一病多方快速诊疗法》一书第十七章，也编入了这条验方的来龙去脉和同胡老先生电话交流的故事。在此，使笔者不由得想起了当代著名作家杜芳川先生所著的《五陵原风雨》一书中的一段话："路，字面意思就是各人一脚。许多人的脚合在一起，便成了路。路，在于人来走；事情，在于人来做；感悟，在于用心体会。"胡老先生是一位年近80岁高龄的农村老人，还在走自己热爱的读书学习之路，并且用书中的知识为周围人解除痛苦，其精神值得笔者与青年人学习。

大家都知道，射击冠军是靠心稳才能手稳取得胜利。其实，那是数枚子弹加苦练才能取得的成果。作为一名临床医生，对一种病心中起码要装几种或十几种治疗药方，临床时才能做到，心稳手稳而得心应手取得理想效果。

"最高的智慧只有一种科学，那就是解释天地万物和人在其中地位的整体科学"（托尔斯泰语）。这种天人合一的观念，早在《黄帝内经》中就有详细记述。

达尔文曾经给科学下过一个定义："科学就是整理事实，以便从中得出普遍的规律和结论。"这是说，事实与规律就是科学的内涵，换句话说，事物的规律学问就是科学，若要证明，必须要有实践，认识，再实践，再认识的过程，并寻找可重复和可操作的规律，将经验上升为理论。中医理论及临床经方重复地应用与救人无数，就是智慧与科学的见证！知此乎，则医之能事毕矣！

当年笔者在北京中医药大学学习时，中国工程院院士、国医大师王琦教授，亲自给笔者题词鼓励"读书以明医理，临证以得真谛"。他在课堂上教导学生说："医者离不开患者，理论离不开实践，研究离不开临床。同时，医者对待患者要像对待亲人一样去关怀才行。"以前在北京市中医医院向张志礼教授请教学习时，张教授说："为医者不要图争虚名，要做实医、真医，因为实医、真医才是中医继承和发展中的坚强脊柱。"

健康高于一切，健康重于一切。多年来，笔者一直遵循以上教诲来鞭策自己，不忘初心使命，认认真真做一名勤于临床、善于思考、乐于总结、实实在在的基层医生，安安静静地给患者用心看病；临床惯用经方、高效方以及单验方；同时，指导患者用一些安全、可靠、有效、实用的自我运动、食疗等非药物疗法来帮助康复，为患者战胜疾病服务！从不敢懈怠。

多年临床经验告诉笔者，无论人的疾病如何变化，治疗总离不开"扶正助阳通为贵，化瘀祛痰邪郁浊，火暑寒热温湿疫，百病之源唯一毒"的思路范畴，故仍在信仰悉读岐黄圣贤书，重仲景，修东垣，览各家，阅时方，通外感温热之真谛中上下而求索，以求医术精进且心安！

清代名医徐灵胎说："医之为道，全在自考。"2007 年春节期间，西安交通大学医学部李恩昌教授赠予笔者由他编写、教育部主管的《中国医学伦理学》杂志（2006 年第 6 期），阅读时有这样一句话令笔者印象深刻："若不设底线，就等于没有起点，若放弃终极，就等于丢掉了自己本质。"故，为医者，若以效益为第一，给患者拼盘式地开大杂烩处方，就违背了中国自古以来对中医药是一种文化、知识、智慧、技术与社会职业组织复合体的认识，违背了与人民群众之间达成的"杏林春暖，救死扶伤"的传统医学道德契约共识。

为中医者，要有高尚的医德、挚爱敬畏的中医情怀、慎独而努力求强求湛的医技、丰富的人文素养，对患者要有强烈的责任感和较强的开拓精神。要明白，医者虽然不能像神话济公活佛般地包治百病，药到病除，但医者的利人主义思想是一个中医从业者必备的特质内涵。虽说中医要的是实医、真医、诚医，不缺长篇大论的文章，但白天临证，夜间读书总结，平时耐得寂寞，慎独，勿求虚名，记述立说一些自己临床的干货才是很有必要的正途。

"研习中医需明理，切莫迷失自离题，悟懂先贤用心苦，排除万难树正气""载德持医，人间行者"，这是香港地区著名艺人林威先生 2022 年 5 月 20 日给笔者寄来的他书写的两幅书法作品。在此，借来以鼓励自己和中医药从业者，以及有缘能读到这本皮肤病治疗小册子的读者朋友们，希望你们能把林先生的诗句化作自己学习中医药道路上的"龙文鞭影"而进取！

最后，在本书编著过程中，得到了陕西省名中医、研究生导师邱根全教授，西安益群中医门诊部付君领导，河南省濮阳市中医院孙立老师等人的鼓励，在此表示一一致谢！不足之处望读者名贤批评指正。

2023 年 6 月于西安益群中医门诊部

赵理明

目　录

第一章　常见皮肤病及性病知识简述

第一节　皮肤病及性病的定义

皮肤是人体最大的器官，是人体的第一道防线，总重量约占个体体重的 16%，成年人皮肤总表面积约为 1.5 平方米，新生儿约为 0.21 平方米。人体皮肤和内脏一样，同样参与人的机体活动来维护人体健康。所谓皮肤病，就是发生在人体皮肤、皮肤黏膜、皮肤附属器官上能够用肉眼直接诊察到的疾病。而研究探索皮肤及附属器官疾病的病因病机、症状、体征、诊断、治疗、预防，统称为皮肤病学。其致病因素包括：遗传，心理，外伤感染，药物、食物、酒精、化学物品、日光、气候环境等过敏，以及脏腑因素等。皮肤病种类繁多，目前认识的已有 2000 多种。

性病，现代称为性传播疾病，就是指通过不洁性接触直接传染的疾病。性病旧时称为"花柳病"，即寻花问柳之意。现代医学把淋病、梅毒、软下疳等性病均称为经典性病。而把非淋菌性尿道炎、生殖器疱疹、尖锐湿疣、阴虱等性传播疾病均称为现代性病。研究探索性传播疾病的致病原因、发病机制、临床表现、诊断治疗及预防统称为性病学。

第二节　简述从脏腑辨证来辨皮肤病

人体的皮肤生理活动，与五脏六腑的生理活动息息相关。脏腑的功能特点不一，对皮肤的维护支持也不一样。如古籍所载"诸痛痒疮，皆属于心""肺主皮毛""诸湿肿满，皆属于脾""肝主身之筋膜""爪为筋之余""肾者其华在发""肾合三焦膀胱，三焦膀胱者，腠理毫毛其应也"以及"脾胃乃气血生化之源"等。

（1）凡急性泛发性带有热象的皮肤病，常见于心火、肝火旺盛，肝胆湿热，如带状疱疹、急性湿疹、阴囊潮湿以及化脓性皮肤病等。

（2）瘙痒性皮肤病，常见于心脾双虚、心火过盛以及心肾不交，如对称性神经性皮炎、颈部神经性皮炎、皮肤瘙痒症、外阴瘙痒症等。

（3）遗传性皮肤病，常见于先天肾精虚弱等方面，如鱼鳞病、稀顶、指节垫等。

（4）色素碍容性皮肤病，常见于肝肾阴虚，肝郁气滞而引起的气血不和。

（5）颜面五官皮肤病，常见于肺及脾胃积热上蒸，或与血热有关。《黄帝内经》曰："面热者，足阳明病。"又曰："脾热者，鼻先赤。"《杂病源流犀烛》曰："盖面热因于胃家郁热，或饮食不节以致胃病，渐至气短，精神少，而生大热，有时湿火上行，独燎其面。"临床常见的颜面皮肤病，如痤疮、日光性丘疹、颜面红斑、酒渣鼻等。

（6）出血性皮肤病，常见于脾虚，脾不统血，以及血热迫血妄行，如过敏性紫癜、毛细血管炎等。

（7）慢性肥厚性皮肤病，常见于脾虚致血虚风燥，气滞血瘀以及肝肾阴虚，如寻常性银屑病、苔藓样变皮肤病、慢性湿疹等。

（8）急性瘙痒性皮肤病，常见于肺气虚，脾或大肠经有湿，以及肺胃有热，先天性过敏体质等，如接触性皮炎、急性荨麻疹、急性湿疹等。

第三节 简述皮肤病的病因病机

一、病因

所谓病因，就是破坏人体相对平衡状态而引起疾病的原因。皮肤发病的诱因多种多样，但常由下列因素所致，即：六淫、饮食、七情、劳逸、遗传、过敏、外伤、真菌、感染、虫毒等。

（一）六淫

六淫（风、寒、湿、暑、燥、火）是自然界六种正常的气候变化。

（1）风。外风为春季的主气，但四季皆有风。而内风多因肝脏功能失调而产生。《黄帝内经》曰："风者，善行而数变。""风者，百病之始也。""风者，百病之长也。""伤于风者，上先受之。"风为六淫之首，其致病的寒、热、湿、燥等均可依附风邪侵犯人体。故，许多皮肤病与风邪有关。

例如，风性善行而数变的速痒快停的急性荨麻疹。

例如，风为阳邪而侵犯人体体表，使皮肤易干燥出现少、薄鳞屑性皮肤病，如颜面单纯糠疹（虫斑）。

例如，"治风先治血，血行风自灭"的血虚内风所致皮肤失润干燥性皮肤病，如反复搔抓类皮肤病。

例如，"上风下湿中气火"风性升发向上，皮疹多发于颜面及上半身，如颜面皮炎，胸背子母斑类皮肤病。

（2）寒。寒邪为病，有内寒和外寒之分。外寒指寒邪外袭，冬季秋季均可以发生。内寒则是机体阳气不足，失却温煦的病理反映，即由脾肾阳虚产生。内寒、外寒虽有区别，但其相互联系，互相影响，阳虚内寒之体，容易感受外寒。而外来寒邪侵入机体，积久不散，又能损及人体阳气导致内寒。

例如，寒性凝滞，易使气血凝滞，阻碍经脉，不通则痛，导致皮肤上出现局部的结节硬块性皮肤病。

例如，寒性收引，能使气血不充则会皮损色白，如寒冷性荨麻疹。

若寒性外发，使人手脚冰凉不温，其证里虚，导致人体能患硬皮病。

例如，寒为阳邪，易伤阳气，故，寒冷性荨麻疹遇冷易发病。

（3）暑。暑为夏季的主气，乃火热所化。暑邪唯独见于盛夏，而无内暑，受暑邪所引起的皮肤病多为丘疹、水疱、红斑等。最常见的是夏季皮炎、痱子、光感性皮炎、汗疱疹等。

（4）湿。湿为长夏主气，湿邪为病，亦有外湿内湿之分。外湿多由气候潮湿，或涉水淋雨、居宅潮湿等外在湿邪侵袭人体所致。而内湿则是由于脾失健运、水湿停聚所形成的病理状态。湿邪所致的皮肤病常见于糜烂、渗液、大小水疱、水肿等。

例如，湿性黏滞，常见的皮肤病为反复发作的慢性湿疹类皮肤病。

例如，湿性重浊，伤于湿者下先受之，常见的皮肤病为阴囊湿疹、足癣、小腿湿疹等。

（5）燥。外燥为秋季主气，即天气不断敛肃，空气中缺乏水气濡润。但人们日常生活中应用的香皂、洗涤类物品等也可使人体皮肤干燥粗糙，如手足干裂性皮肤病。内燥为人体气血虚弱，血不养肤，瘀能致燥形成，如干燥鳞屑性皮肤病。另外，燥邪感染多由口鼻而入，侵犯肺卫，常使人黏膜干燥失常，如干燥性综合征等。

（6）火。火热为阳盛所生，故火热常可以混称。火为热之甚，热乃火之渐。外火热，多由直接感受温热邪气所致。而内火热，常由五脏六腑阴阳气血失调所形成。如，火热为阳邪，其性炎上，临床常见的火热病症，多表现于人体上部及头面部位。如，火易耗气伤津，最能损伤人体的正气，使全身性的津气衰脱。如，火易生风动血，即火热之邪可以加速血行，灼伤脉络，迫血妄行，常见于发斑性皮肤病和便血、尿血、衄血等。如，火易致肿疡。《灵枢》曰："大热不止，热胜则肉腐，肉腐则为脓。"临床常见疮疡局部红肿，高突灼热者的痈肿性皮肤病。

（二）七情

七情（喜、怒、忧、思、悲、恐、惊）是七种情志变化，是人机体的精神状态，是祖国医学对人体精神情志、思维活动的高度概括。《黄帝内经》曰："怒伤肝，喜伤心，思伤脾，忧伤肺，恐伤肾。"七情的异常变化，可引起人体脏腑的功能紊乱，气血阴阳失调，可导致皮肤病的发生。"有诸内必有诸外"，固定结构的电视机，如果内部某一个零件有故障，必然会导致屏幕图像变化。人体更是如此，如果女性长期肝气郁结，就易患黄褐斑色素斑病。如果一个人突然受到精神打击，就会出现血热生风致使出现圆形斑秃性脱发（俗称鬼剃头）。如果一个人长期有某种压力，就会心火内生，易出现神经性瘙痒性皮炎。

（三）饮食

饮食是人类生存和保持健康的必要条件。而饮食不节或不洁，可导致皮肤疾病加重，如荨麻疹、湿疹、痤疮、酒渣鼻、过敏性皮炎等，都与过食生冷、暴食暴饮等有关。

（四）外伤

外伤就是指刀伤、烧烫伤、碰伤、动物抓咬伤，以及皮肤受压摩擦后所引起的皮肤病，如瘢痕疙瘩，外伤引起的白癜风、甲沟炎、胼胝、鸡眼等。

（五）感染

感染就是指具有强烈传染性的皮肤病，如疥疮、虱病、真菌性手足癣、体癣、股癣等。

（六）虫毒

虫毒就是指动物、蚊虫及其他寄生虫叮咬引起的一类皮肤病，如接触性皮炎、虫咬皮炎、丘疹性荨麻疹、小儿痒疹等。

二、病机

病机，即疾病发生发展与变化的机制。病邪作用于人体，机体的正气必然奋勇抗邪，而正邪相争，必然破坏了人体阴阳的相对平衡，能使脏腑、经络功能失调，形成气血紊乱，从而产生了全身或者局部的多种多样的病理变化。皮肤病虽名目繁多，皮疹皮损多样，但归纳起来为痛痒、渗出、脱屑。病因不外乎风湿、热、虫毒、瘀等。其病机多为风湿热邪郁于肌肤、气血运行受阻、肌肤失养及六淫侵肤而成。急性病变多属湿热，慢性多属血燥。临床治疗思路为：急性期多用祛风清热利湿法；慢性期多用养血润燥法。

第四节　常见皮肤病的名词解释

一、瘙痒

瘙痒是皮肤病的主要特征之一。多由风、湿、热、虫、真菌等邪气侵犯脏腑肌肤所致。血虚风痒也是致病的原因。

（1）风痒，发病急，善变化而游走性强。风寒痒多发于白天，遇冷反甚。风热痒多发于夜间，遇热而剧，大多为干性、渗出、脱屑，皮损多为丘疹、风团。

（2）湿痒，多见于渗出水疱、浸淫性皮肤病，多为慢性。

（3）热痒，皮损多为红斑性丘疹，皮肤灼热痒痛相兼，如痱子、日光性皮炎。

（4）血虚痒，其痒多发于前半夜，非抓破出血不减。常泛发全身，如皮肤瘙痒症。

（5）虫痒，遇热或夜间瘙痒加重，如疥虫瘙痒。

（6）真菌痒，好发于夏季，常见于手足癣、股癣等。

（7）过敏痒，即饮食、喝酒，或者服用药物以及接触化学物品等引起皮肤过敏后所出现的皮肤瘙痒。

二、麻木

麻为血不运，木乃气不行。麻木为气血运行不畅所致。

三、斑疹

斑疹为不高凸也不凹陷于皮肤的明显色素变化。白斑多由气滞或血虚引起。红斑多由血热引起，压之即可褪色。紫斑，多为血热或血瘀引起。黑褐色斑，多由肝郁气滞或肝肾阴虚引起。也有因染色引起所致者。

四、丘疹

丘疹是指高出体表的实性丘形小颗粒皮损，直径往往小于 0.5 厘米。若丘疹色红，多属血热受风所致。若有成人痒疹样血痂性丘疹，多由血热或血虚所致。若丘疹有灼热瘙痒感，多为外感风邪、心火旺盛所致。

五、风团

风团是指皮肤上的局限性水肿隆起，常发病突然，瘙痒消退快而不留痕迹。常见于荨麻疹。风团色白者为风寒或血虚所致；风团色暗者，为血瘀所致；风团色红者为风热所致。

六、苔藓样变

苔藓样变为皮肤增厚、粗糙、皮纹加深，变宽，干燥，局限性边界清楚的大小片状损害，多由血虚风燥所致。

七、水疱

水疱是指皮疹含有液体高出体表的皮损害，多属湿。小者如针尖或米粒大小，大者水疱直径超过 0.5 厘米。水疱内若含有血样液体者，称为血疱。其他大小疱疹多为湿毒或毒热所致。

八、结节

结节是指皮肤皮面出现的大小不一、境界清楚的、质地较硬、根在皮下而高出皮肤表面的皮肤损斑。

九、鳞屑

鳞屑是指体表负质层的大小、薄厚不一的脱落，小者似糠皮状，大者如豆大或更大。多为血虚风燥所致。

十、溃疡

溃疡是指急慢性肌肤溃疡面，如痈肿、下肢慢性溃疡。

十一、瘢痕

瘢痕是指皮肤溃疡或外伤愈合所形成的新生结缔组织，可分为增生性瘢痕和萎缩性瘢痕，均为局部气血凝滞不散所致。

十二、糜烂

糜烂指局限性的皮肤缺损，露出红色湿润面，如疱疹、脓疱破损、外伤感染等。糜烂渗出多为湿盛、湿毒所致。

十三、色素沉着

色素沉着指皮肤表面能视见的色素增加明显者，多呈黑褐色。

十四、抓痕

抓痕是指因皮肤瘙痒而抓破皮肤表面的浅状损害。

十五、疣

疣是指一种发生在体表的皮肤浅表良性赘生物，如寻常疣、跖疣。

第五节　常见皮肤病治则

一、扶正扶阳固本

适用于慢性病消耗气血或体质差而引起的皮肤病，多见于乏力困倦，面色苍白，纳差，畏寒，失眠多梦等。临床多见于系统性红斑狼疮、硬皮病、天疱疮、顽固性荨麻疹、血燥型银屑病。

治则：扶正扶阳固本，补益气血，消食导滞。

常用方剂加减：人参养荣丸、十全大补丸、八珍汤、补中益气汤、保和丸等。

常用中药：人参、党参、黄芪、肉桂、桂枝、熟地黄、白术、甘草、白芍、茯苓、当归、焦三仙等。

二、上宣下清

就是对实证性皮肤病应采取宣肺热，清大肠浊物。多与饮食积热、心情烦乱有关。多见于剧烈性皮肤瘙痒症，皮损丘疹见红色鼓起样并见发亮。

治则：宣肺清热，通浊。

常用方剂加减：增液汤、防风通圣丸、龙胆泻肝丸、导滞丸、升降散等。

常用中药：大黄、虎杖、葶苈子、桔梗、杏仁、枳实、桃仁。

三、清热解毒

常用于红肿热痛，抽痛，痒痛，起水疱性皮肤病，多伴发热，为热毒积盛所致。常见皮肤病有蛇窜疮、疖肿、丹毒、痈肿等。

治则：清热解毒，疏散风热。

常用方剂加减：败毒饮、五味消毒饮、黄连解毒汤、银翘散等。

常用中药：金银花、蒲公英、紫花地丁、黄连、黄芩、半枝莲、牡丹皮等。

四、活血化瘀

常用于经脉瘀堵、气血不畅所引起的皮肤厚暗，结节。常见皮肤病有结节性痒症、硬皮病、顽固性酒渣鼻、瘢痕疙瘩以及脉管炎等。

治则：活血化瘀软坚。

常用方剂加减：血府逐瘀汤、大黄䗪虫丸、桂枝茯苓丸等。

常用中药：桃仁、红花、苏木、鸡血藤、土鳖虫、丹参、三棱、莪术、穿破石等。

五、清热疏风

常用于外受风寒之邪客于肌表所引起的红斑性皮肤病，如荨麻疹、急性湿疹、皮肤瘙痒等。

治则：清热，疏风，透表。

常用方剂加减：消风散、防风通圣丸等。

常用中药：防风、牛蒡子、柴胡、生地黄、牡丹皮、连翘、荆芥穗、豆豉等。

六、健脾除湿

常用于脾虚失运，水湿内停，外泛于皮肤所引起的皮肤病。多见水肿，渗液，便溏，小便不利，脉濡，舌苔白薄，滑水舌，舌体胖大等。

治则：健脾运化，除湿利水。

常用方剂加减：六君子汤、苓桂术甘汤、参苓白术散等。

常用中药：茯苓、白术、泽泻、白扁豆、厚朴、山药、苍术、猪苓等。

七、清热凉血

就是针对火热之邪所引起的皮肤疾患，常见发热，烦燥，便干，小便黄，口舌干燥，舌苔黄，舌质红色、绛红，脉浮大，滑数。皮损常见红斑，紫癜，如过敏性紫癜、过敏性皮炎、血热型银屑病、血管炎、皮损发红发热。

治则：清热，凉血，解毒。

常用方剂加减：凉血五根汤、凉血五花汤、清营汤、犀角地黄汤、麻黄升麻汤等。

常用中药：生地黄、牡丹皮、白茅根、连翘、石膏、黄芩、半枝莲等。

八、养血润肤

常用于血虚血燥内风引起的皮肤病，如老年皮肤干燥瘙痒症、皮肤皲裂、鱼鳞病、断发掉发、血燥型银屑病。临床表现兼有困乏倦怠，健忘，头晕，唇白，目眩，便干，舌质干少津，无苔，脉沉而数。

治则：补益气血，润燥。

常用方剂加减：十全大补丸、当归饮子汤、八珍汤、六味地黄丸、黄芪补血汤等。

常用中药：熟地黄、当归、白芍、麦门冬、枸杞子、生地黄、玄参、黄芪、党参等。

九、疏肝解郁

适用于肝气郁滞、动怒、郁闷、气机不畅所引起的皮肤病，如黄褐斑、色素沉着、各种疣病、皮肤红结节病。临床表现有心情郁闷，胸胁不畅，易烦易怒，纳差，口苦目眩，以及妇女月经不调，男子心胸憋闷，多见舌红，苔黄，脉弦。

治则：疏肝解郁。

常用方剂加减：越鞠丸、逍遥丸、柴胡疏肝散等。

常用中药：香附、厚朴、白芍、白术、枳壳、郁金、木香、柴胡、当归等。

十、滋阴降火

此法适用于阴虚内热，以及肝肾不足所引起的皮肤疾，常见鬼剃头样斑秃脱发、手汗、红斑狼疮。临床表现有口舌唇干燥，不眠，心虚烦躁，头晕目眩，耳鸣，大便干，盗汗，腰膝酸软，舌质红干无苔，皮肤变黑，双颧易红等。

治则：滋阴降火，益气血，补肝肾。

常用方剂加减：六味地黄丸、知柏地黄丸、七宝美髯丹等。

常用中药：地黄、枸杞子、女贞子、何首乌、龟甲、沙参等。

第二章　病毒性皮肤病

第一节 颜面单纯疱疹

颜面单纯疱疹，主要发生在颜面口周、鼻周以及其他皮肤黏膜交界处，常见小儿口周散性单纯疱疹（图2-1）、小儿口一侧溃疡性单纯疱疹（图2-2）、成人口下簇集性单纯疱疹（图2-3）、成人双口角单纯疱疹（图2-4）。中医病名为"热疮""口角疮""唇疮"。临床表现为开始发病处有灼烧感，皮损透亮呈小疱疹密集。病程约14天，愈后不留瘢痕。最易于口角一侧发病，为饮食过度，致使胃中宿食阻滞上蒸发病。

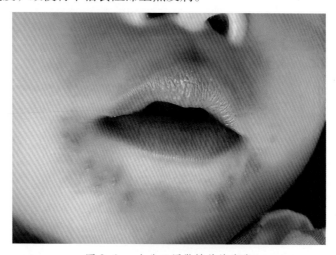

图 2-1 小儿口周散性单纯疱疹

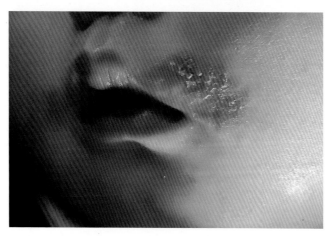

图 2-2 小儿溃疡性单纯疱疹

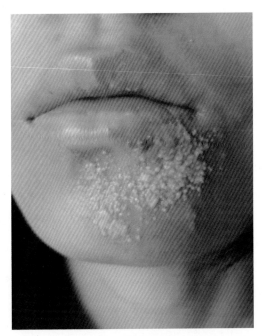

图2-3 成人口下簇集性单纯疱疹

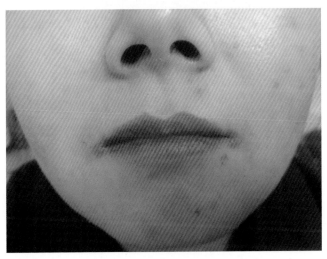

图2-4 成人双口角单纯疱疹

中医认为,本病系内蕴热,外感时邪,热毒相结,阻于肺胃,上蒸于头面,或下注于二阴而致。故,对头面者,以清解肺胃热毒而治,方用辛夷清肺饮加减。发于下外阴者,以清热利湿解毒论治,方用龙胆泻肝汤加减。

（一）自疗

（1）对于脾胃宿食引起消化不良者，口服消食片、大山楂丸之类药物。

（2）发病初期用牙膏外涂防治效果好。如果用牙膏外涂有发展外扩，应重视内服药物来治疗。

（3）中药黄连适量，研末调膏外用。或用治疗痔疮的中成药九华膏外涂效果佳。或用中药龙胆草20克，水煎外洗治疗。或用中成药季德胜蛇药片适量研末，凉开水调糊外用。

（4）病毒性引起者，即皮损面积大者，口服西药病毒灵片，或中成药龙胆泻肝丸。

（二）医生指导治疗

对于反复发作严重者可用下列中药加减选方治疗。

1. 五味消毒饮（《医宗金鉴》）

处方：蒲公英15克，野菊花、紫背天葵、紫花地丁各12克，金银花10克，加焦山楂10克。水煎服，每日1剂，早晚分服。

2. 辛夷清肺饮（《外科正宗》）

处方：辛夷花、栀子、知母各10克，麦门冬、百合、甘草各9克，枇杷叶、升麻各6克，黄芩15克，石膏30克（先煎）。水煎服。

3. 龙胆泻肝汤（《医宗金鉴》）

处方：龙胆草、泽泻、柴胡、车前子（包）各9克，生地黄18克，黄芩、木通各12克，栀子、甘草各6克，当归15克。水煎服。

4. 化斑解毒汤（《医宗金鉴》）

处方：生石膏30克，玄参15克，知母10克，黄连9克，升麻6克，牛蒡子15克，连翘30克，甘草12克，加栀子10克，藿香10克，黄芩10克，竹叶10克，防风10克，茯苓30克。水煎服。

（三）注意事项

（1）增强体质，防止感冒。

（2）患病期间要饮食清淡。

（3）忌用含有皮质类激素软膏外涂，如肤轻松、皮炎平之类，以防病情加重。因为它们可以抑制血清中干扰素，外用无用，反有害。

第二节　带状疱疹

带状疱疹，中医病名为"缠腰蛇""火带疮"等。以中老年人多见。主要发生在胸胁部位以及头面和四肢、外阴部，常见头面带状疱疹（图2-5）、鼻面带状疱疹（图2-6）、肋骨处带状疱疹（图2-7）、治疗不及时后期带状疱疹（图2-8）。发病初期患病部位有发热、皮下抽痛、跳痛感觉，继之出现红斑、丘疹、成簇聚集水疱，感觉灼热疼痛，影响睡眠。水疱皮损多发生于身体一侧，一般不超过身躯前后正中线。病程大约3周，愈后不留瘢痕、不复发，患病后一般可获得对该病毒的终身免疫。神经痛为本病的主要特征。凡治疗不及时的中老年患者，可于损害消失后遗留顽固性神经痛，是治疗中最为棘手之难题，病程长，疼痛难忍。

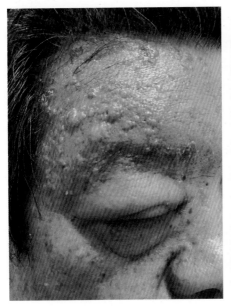

图2-5　头面带状疱疹

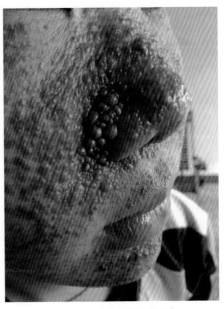

图2-6　鼻面带状疱疹

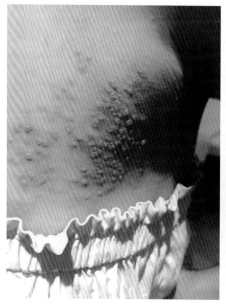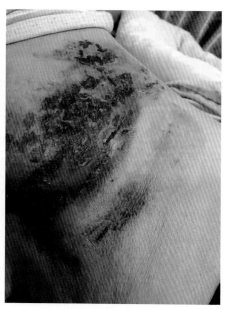

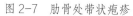

图2-7　肋骨处带状疱疹　　　　图2-8　治疗不及时后期带状疱疹

现代医学认为，本病由水痘－带状疱疹病毒引起。最初感染表现多见于儿童的常见病水痘。以后其病毒可长期潜伏在人的脊髓后根神经节中，当患者发病前身体抵抗力下降和免疫功能减弱时，或在一些诱发因素的影响作用下，水痘－带状疱疹病毒可以再次活动，生长繁殖发病，沿周围神经传播而波及皮肤，出现丘疹。

带状疱疹最常见的治疗误区：一是发病后医患双方往往不认为是急性病，在早期疼痛皮疹未出现时，最易被误诊为软骨炎、腰扭伤、肺疾病之类；二是当出现大面积疱疹时，用药不视病情辨证治疗，常用大量抗病毒药物，增加患者精神和经济负担，是雨后送伞之举。应该以止痛消炎为首要，防止继发感染，缩短病程辨证用药。美国得克萨斯州大学医学院一位皮肤科专家也认为，带状疱疹应该被视为急症，诊治应该愈早愈好。属火烧眉毛，叠蛋运输之危的急性病。

（一）自疗

（1）中成药：龙胆泻肝丸、木香顺气丸合银翘解毒丸。按说明服用。

（2）中成药：六神丸研末，凉开水调涂患部。止痛效果好。

（3）中成药：牛黄解毒丸研末，生理盐水调糊外搽皮肤损害处。

（4）中药升麻50克，马齿苋60克，水煎外洗。适用于疱疹未破时。

（5）中药海螵蛸（乌贼骨）100克研末，食用油调糊外涂，每日数次。止痛效果好。愈后不留瘢痕。

（6）中药王不留行60克，研末后用鸡蛋清调糊外涂，每日3~6次。

（7）中药菟丝子60克，微火炒至发黄鼓起，待凉后研末。或中草药伸筋草适量研末，食用油调糊外涂，每日数次。

（8）青黛10克，冰片2克，共研细粉，香油调涂，每日2~3次。

（9）升麻60~100克，水煎成浓汁，频频外敷患部，每日数次，连用4~7天。

（二）医生指导治疗

（1）用梅花针（七星针）围截法叩刺疱疹周围，出少许黑血，见图2-9、图2-10，此方法看似简单，对早期、中期带状疱疹有清热凉血、解毒、活血化瘀之作用，临床上可以收到立刻止痛效果。

（2）外治：煅龙骨、煅牡蛎各50克，乳香、没药、延胡索、黄连各15克，共研细粉，若痛感剧烈，再加冰片、干蟾皮各10~20克研末混入，食用油调涂患部，每日数次。功效为活血止痛，收敛生肌。

（3）西药治疗：醋酸泼尼松龙3片，维生素$B_1$2片，马来酸氯苯那敏2片，每日2~3次口服。适用于带状疱疹发病早期。可以阻止对受累神经节和神经纤维的毒性和破坏作用，减少神经痛后遗症。

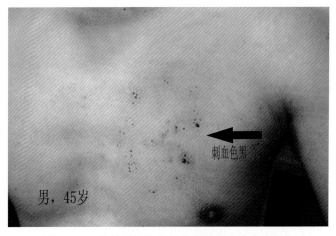

图2-9 梅花针围截法叩刺疱疹周围，出少许黑血

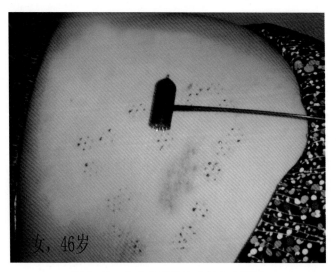

女，46岁

图 2-10　梅花针围截法叩刺疱疹周围

（4）验方：龙胆草 30 克，丹参 15 克，川芎 10 克。水煎服。大便秘结者加大黄 10 克。每日 1 剂。

（5）龙胆泻肝汤加减治疗。处方：龙胆草 12 克，黄芩、栀子、车前子（包）各 10 克，柴胡、木通、大黄、生甘草各 6 克。本方去原处方中的当归、生地黄，加泽泻、大黄效佳。水煎服。加减：热重加黄连 12 克；湿盛加薏苡仁 60 克，苍术 12 克；疼痛重者加川楝子、香附各 15 克，木香 10 克。

（6）代灵龙胆汤（云南已故名医来春茂方）。龙胆泻肝汤原处方加生牡蛎、灵磁石、代赭石各 30 克（三药先煎半小时），三味药对镇痛、干水疱、结痂、促使痊愈，尤为快捷。因三味为君药，故名曰：代灵龙胆汤。

（7）全瓜蒌 50 克，红花 9 克，水煎熬，当茶样服，每日 1 剂，连服 5~14 天即可痊愈。体格健壮的男性患者可用红花 30 克，全瓜蒌 15 克，水煎服。瓜蒌疏肝郁，润肝燥，平肝逆，缓肝急，功有独擅。瓜蒌有治刀插样胁痛之能，又能缓中润燥，无滑肠之弊，流通而疼痛能自然止也。

（8）瓜蒌红花甘草汤（明代医学家孙一奎《医旨绪余：卷下胁痛篇》）。原载方，为孙一奎之师黄古潭方（以大瓜蒌一枚，重一二两者，连皮捣烂，加粉草二钱，红花五分）。此方后世流传广泛。《医学心悟》第三卷胁痛篇名此方为瓜蒌散，用于治疗肝气燥急而胁痛，或发水疱。《拈仙集》卷二名此方为胁痛煎。

处方：全瓜蒌 15 克，红花 10 克，生甘草 9 克，水煎服。当代已故著名中医药学家秦伯未称"此方治疗带状疱疹效验，胜于中医外科专著中的方药，这是我从多年临床中切身体验到的"。余瀛鳌教授临床应用后深有体会地说："由此可见，各科名方，未必见于临床专科医著，临床医师必当在学习本专业书籍的基础上，有目的地览习其他类临床文献，摘取资料卡片或记述读书心得。"

笔者临床应用该方加减：疼痛明显者上方加，赤芍 30 克，金铃子 18 克，生黄芪 30 克。

对带状疱疹后遗神经疼痛用药不效者，辨证方药中加，全蝎 10 克，蜈蚣 6 克，共研末，三七粉 10 克，混合后冲服，每日 3 次，每次 3~5 克。

（9）柴胡葛根汤（《外科正宗》）。组方：柴胡，葛根，天花粉，黄芩，桔梗，连翘，牛蒡子，生石膏，升麻，甘草。加大青叶 30 克，马齿苋 30 克，延胡索 15 克，川楝子 10 克。水煎服。

（10）带状疱疹后遗神经痛，可用《伤寒论》中四逆散（柴胡，枳壳，白芍，甘草）加醋延胡索，丹参，川楝子，制没药，制乳香加减治疗效尤。

（11）带状疱疹发作疼痛难忍，用《外科正宗》中解毒泻心汤（黄连，防风，荆芥，栀子，黄芩，牛蒡子，滑石，玄参，知母，石膏，木通，甘草）与荆防败毒散（羌活，独活，前胡，柴胡，枳壳，茯苓，荆芥，防风，桔梗，川芎，甘草）治之也有效果。

（12）升麻葛根汤（《小儿药证直诀》）治疗带状疱疹效果好。处方：升麻 10 克，葛根 30 克，芍药 30 克，甘草 15 克。水煎服。

（13）带状疱疹疼痛难忍及带状疱疹后遗神经痛，用《外科启玄》中止痛如神汤（秦艽、桃仁、防风、当归尾、泽泻、槟榔、猪牙皂角、苍术、黄柏、大黄各 6 克）加减治疗，效果理想。此方适用于实证者，气虚者加黄芪、人参治疗。失眠加夜交藤、酸枣仁治疗。

（三）注意事项

（1）患病期间要休息，勿劳累，以免劳累加剧并延长病情。

（2）饮食要清淡，远离烟酒。

（3）临床发现，有患者在劳累、外感后免疫力低下时可再次诱发带状疱疹疾患，故应对症防止发病。

第三节 水痘

　　水痘，中医病名为"水花""水疮"等。多发生于头面、躯干、四肢及口腔内。最常见于 1~14 岁儿童，临床偶尔也见成人发病，冬春季节为高发期。水痘潜伏期为 2 周左右，出疹前先有发热等不适症状，2 天内出现皮疹，从躯干向四肢蔓延（图 2-11、图 2-12）。水痘是幼童常见的传染病之一，临床偶见于成人与婴儿。临床症状表现为 24 小时内出现皮疹，且呈向心性分布，渐向头部及四肢发展，初见红色小丘疹，一天后呈绿豆大小，水痘周围有明显红晕，在发病的 3~5 天，皮肤上可同时出现"三代同堂"样丘疹、水疱、结痂，自觉有瘙痒，7~14 天全部皮疹痂脱而愈，愈后有终身免疫力。

（一）自疗

　　（1）口服板蓝根冲剂，或口服其他抗病毒冲剂类药物。

　　（2）金银花 20 克，甘草 3 克，生山楂 5 克，水煎服。

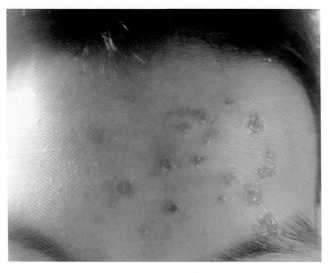

图 2-11　水痘

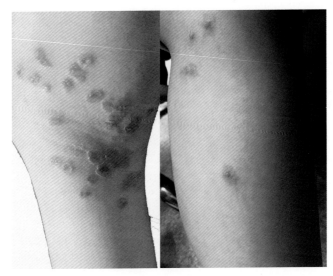

图 2-12 水痘

（3）消炎之类软膏外用，如金霉素眼药膏外涂。

（4）苦参、芒硝、野菊花、浮萍各30克，水煎外洗。

（5）绿豆汤多饮。

（6）雄黄、枯矾各30克，生大黄粉15克，共研细末，调油膏外用效果好。

（7）民间方：带状疱疹初中期，用清热解毒、发表透疹的升麻50~100克，水煎浓缩，待温热后，毛巾敷皮损处，频频浇药水，每日2~3次，每次30分钟左右。疗效佳。

（二）医生指导治疗

（1）西药：病毒灵片，扑尔敏片。患者发热时应给予退热剂。

（2）丘疹无糜烂时可用炉甘石洗剂外涂。

（3）板蓝根注射液肌肉注射。

（4）继发感染时给予抗生素疗（水痘忌用类固醇皮质激素，以防泛发加重，因为激素可以抑制血清中干扰素，百害而无益）。

（5）中医治疗。

治则：透表、清热、解毒为主，佐以利湿。

方用：银翘散加减（《温病条辨》）。

处方：金银花10克，薏苡仁30克，连翘、竹叶、牛蒡子、紫草根各

6克，薄荷（后下）、木通、甘草各3克。水煎服。

经验：早期水痘，为轮状病毒感染，患者一张口，咽喉全是病毒点，用麻黄连翘赤小豆汤治疗。麻黄连翘赤小豆汤有"开鬼门，洁净府"之意，治疗荨麻疹、水痘。对于过敏性水肿皮肤，麻黄连翘赤小豆汤须配蝉蜕。张志聪曰："开鬼门，发表汗也。洁净府，泻膀胱也。鬼门开则肺窍通而水津布，所谓外窍开则里窍通，上窍通则下窍泄也，膀胱者，津液之所藏，都府洁净，则精以时复矣。"

（三）注意事项

（1）发现病源，及时隔离治疗。因病毒在患者的呼吸道分泌物、唾液和血液中，途经飞沫或唾液接触可造成流行传染。水痘传染性很强，从发病前一天到全部皮损干燥结痂，都有传染性，并伴有瘙痒。

（2）防止手抓，以免感染或留瘢痕。

（3）发病时忌辛辣、鱼腥等食物。

（4）保持衣被干净，以防交叉感染。

第四节　寻常疣

寻常疣，中医病名"刺瘊""瘊子""千日疮"等。主要发生于手背手指、颜面头部及足缘等处（图2-13~图2-15）。临床主要症状开始为丘疹，日久增大，呈刺状突起，暗褐色，触之坚硬，撞击后易出血，病程长，有自愈性，故名"千日疮"，愈后不留瘢痕。若治疗不当皮肤会留下不完整痕迹。

（一）自疗

（1）新鲜马齿苋绞汁外擦寻常疣。马齿苋见图2-16。

（2）鼠妇（又名西瓜虫，潮湿虫）找最大的七八个，再放入干净的5毫升注射器内，取掉针头，推压其汁涂疣部。每日数次（图2-17）。1997年6月23日上午，咸阳有一名10岁的男孩，鼻孔处生有比蚕豆大的开花样寻常疣，影响呼吸。他到西北最大的一家医院诊治，医生要用冷冻去除治疗，并告知治疗后鼻翼无法保留完整，但家长不同意，后经他人介绍来笔者处求医，笔者嘱其按上述方法回家自疗。1997年8月3日，家属领孩子来笔者处表示感谢，孩子鼻子完美无损，看不出任何痕迹。

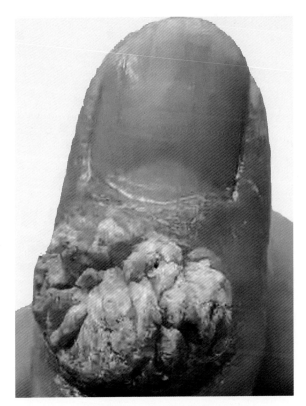

图 2-13 拇指巨大疣

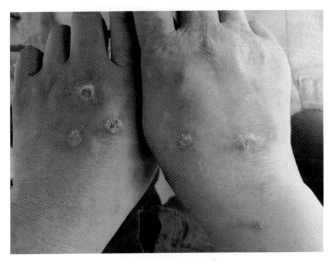

图 2-14 散发寻常疣

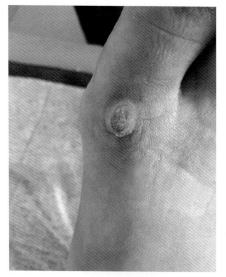

图 2-15 自行药物腐蚀后疣

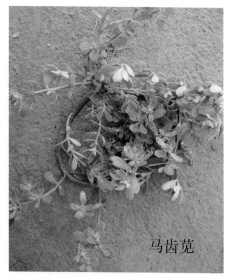

图 2-16 马齿苋

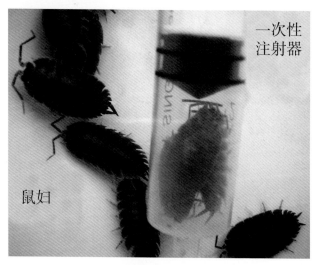

图 2-17 鼠妇

（3）新鲜鸡内金反复外擦疣体。

（4）薏苡仁50克，熬粥常服，或常吃黄豆芽菜。

（5）药店购鸡眼膏外贴，3天更换1次。

（6）三七片或三七粉内服，每天3~5次，每次3~5克。

（7）疣体刮削后，把火柴头抠下几个压碎外敷，胶布固定，3天1次，3~5次治愈。疣多时先治最早出现的大疣（母疣）。

（8）头大根细之疣，用细线扎住根部，疣体几天后会自行脱落。

（9）食用醋调天南星末外敷，每日更换1次。

（10）鲜生姜汁同食醋调和，频频涂抹疣体，至疣体变枯为止。

（二）医生指导治疗

（1）多发性寻常疣，可口服中成药：血府逐瘀口服液。

（2）对顽固性较大疣体，可用柴胡注射液或板蓝根注射液，在疣根部皮下注射，以疣体根部皮肤发白为宜。5天一次，2~3周可自行脱落，病疣注射愈后见图2-18。电灼疗法易留瘢痕，故建议临床最好不用。

（3）外洗：木贼、香附、狗脊、马齿苋、地肤子、丹参各30克，水煎外洗，每次30分钟左右。

（4）平疣汤加减治疗。处方：薏苡仁30克，白僵蚕10克，当归、赤芍、川芎、熟地黄、白术、桃仁、红花、何首乌、板蓝根、夏枯草各9克，甘草6克。水煎服。适用于多发性寻常疣患者。

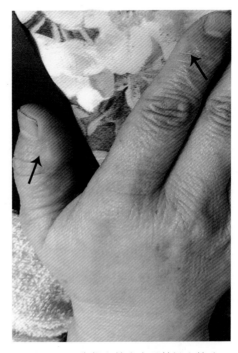

图2-18 柴胡注射液疣下封闭注射后

（5）多发性寻常疣，大柴胡汤加生薏苡仁、马齿苋，坚持服用可治愈。

（三）注意事项

（1）先治疗最早出现的寻常疣（母疣），其他的小子疣会自行脱落。

（2）孕妇患寻常疣不要内服中药治疗。

第五节 扁平疣

扁平疣，中医病名"扁瘊""面皮包"等。主要发生在手背、前臂、颜面等处。临床多见于青少年，青春期少女尤为多见（图2-19~图2-22）。

皮疹表面光滑发亮坚实，大小不等如黄豆绿豆大小。无明显自觉症状，偶有瘙痒，日晒时间长后会加重。病程漫长，会自行消退。

（一）自疗

（1）鲜紫苏叶或鲜马齿苋榨汁，反复外擦疣处至愈。

（2）中成药：藿香正气水，或板蓝根注射液反复外擦疣体。

（3）口服中成药：防风通圣丸、鸡内金片、牛黄解毒片、血府逐瘀口服液。

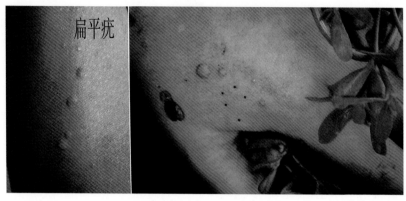

图 2-19　胳膊、手背扁平疣

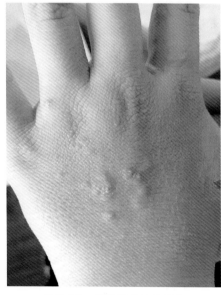 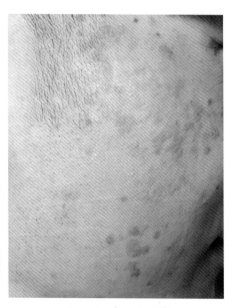

图 2-20　手背簇集性扁平疣　　　　图 2-21　颜面扁平疣

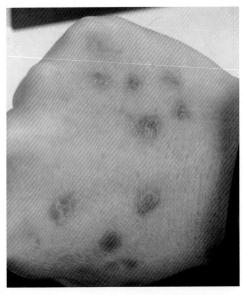

图 2-22　扁平疣灼烧后留瘢痕

（4）中药牛蒡子约 200 克，稍炒后研末，用白糖水冲服，每日 3 次，每次 1~2 小勺。

（二）医生指导治疗

（1）麻杏石甘汤加马齿苋、大青叶各 30 克，香附、木贼各 10 克。水煎服。

（2）内服中药治疗：薏苡仁、马齿苋、大青叶、土茯苓、丹参各 30 克，赤芍、紫草根、生山楂、蜂房、百合各 9 克，甘草 6 克。水煎服。每日 1 剂。适用于大面积的扁平疣患者。

（3）红花 9 克，水煎当茶服用。病愈停服。

（4）柴胡注射液或板蓝根注射液，选大疣体下注射，以疣体发白为度。此方法更适用于寻常疣。

（5）外用：马齿苋、板蓝根、木贼、香附、商陆各 30 克。食用红色醋浸泡 24 小时后，用鲜生姜切面蘸药水，反复外擦疣处至疣干枯为愈。

（三）注意事项

（1）禁止乱抓。

（2）保持大便通畅。便秘乃百病之源。清代医家赵学敏说："凡治病，总宜使邪有出路。"故，治疗一切疾病通便为之首要。

（3）孕妇或月经期间禁内服治疣药物。

（4）扁平疣在治疗过程中，突然有丘疹增多，或发痒为疾病痊愈之前兆，不必惊慌。

第六节　跖疣

跖疣，中医病名为"雌雄狐疮""牛程蹇"等。主要发生在足底、指趾间，单发或多发，大小不一（图2-23、图2-24）。皮损表面粗糙，角质软芯，稍挖易出血。病程缓慢。严重者行走时有疼痛感觉。

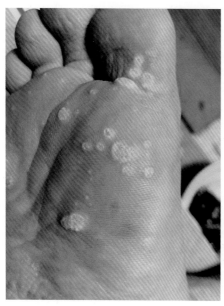
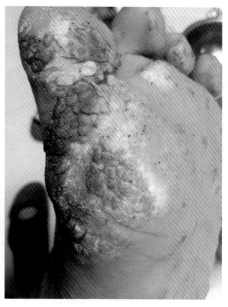

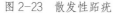
图2-23　散发性跖疣

图2-24　簇集性跖疣

（一）自疗

（1）生半夏适量研末，外敷患处，胶布固定，3天1次。

（2）水杨酸粉适量外敷患处，胶布固定，2天更换1次。

（3）鸡眼膏外贴患处，3天更换1次。

（4）蓖麻仁适量，去皮用火稍烤一下待凉，捏扁出油状，敷患处，3天更换1次。此方法效果理想。2006年10月20日，一女童足底跟患有巨大跖疣，行走时疼痛。治疗前和治疗后对比见图2-25、图2-26。用此方法自疗 5 次后痊愈。

（5）桃仁、红花、川牛膝、白芍各 12 克，马齿苋、三棱、莪术、珍珠母各 30 克，透骨草、地骨皮各 15 克。水煎泡足。每天 3 次。每次约 40 分钟。

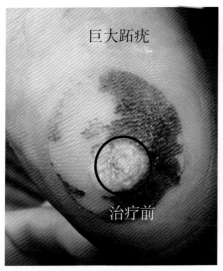
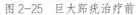

图 2-25　巨大跖疣治疗前

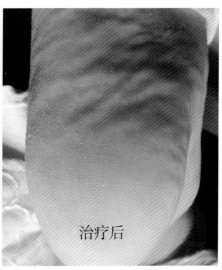

图 2-26　巨大跖疣治疗后

（二）医生指导治疗

（1）中成药：血府逐瘀口服液。

（2）验方：马齿苋 30 克，三棱、莪术、板蓝根、生地黄各 20 克，赤芍、牛膝各 15 克，蟾蜍皮 10 克，生山楂、甘草各 9 克。水煎服。此方适用于大面积跖疣患者。

（三）注意事项

（1）不要强行抓破，以免自身接种传染。

（2）孕妇或月经期间不要内服中药治疗。

（3）保持足底部干燥卫生，减少发病率。

第七节　传染性软疣

传染性软疣，中医病名为"水瘊""鼠乳"等。临床多见于青少年儿童，主要发生于颜面、躯干、四肢（图 2-27、图 2-28）。开始发病时为小丘疹，逐渐增大，自觉有微痒，皮损呈乳白色或淡红色，中央微凹似脐窝，能挑出乳渣样物质。丘疹散布数目不一，互不融合。病程半年至一年，最终可自然消退，愈后不留瘢痕。若胖人颈后或眼周围生有细长疣者，为丝状疣，俗称"线瘊""膁瘊"（图 2-29、图 2-30）。

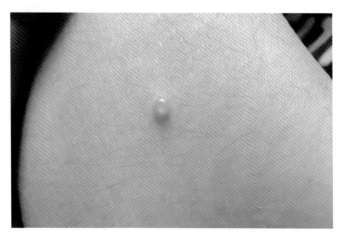

图 2-27　躯体传染性软疣

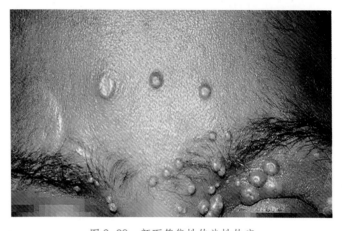

图 2-28　颜面簇集性传染性软疣

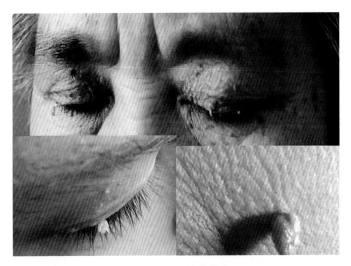

图 2-29 眼周丝状疣

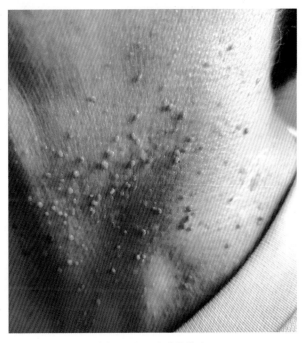

图 2-30 颈项丝状疣

（一）自疗

（1）用镊子夹破丘疹，挤出皮疹疣体，碘酒棉球压迫止血。再用硫黄、明矾等量研末外敷患处。每天 2 次，一般 10 天可愈。

（2）新鲜马齿苋绞汁外擦疣体。每日数次。

（3）丝状疣用细线扎根让其枯死，或剪除压迫止血即可。

（4）生薏苡仁500克，研末，加适量白糖，每日1~3勺，温开水冲服。此方也适用于扁平疣。

（5）补骨脂50克，75％酒精浸泡，外擦治疗鸡眼、传染性软疣、寻常疣效果理想。

（6）人体生疣，醋调天南星末涂之即可。坚持可治愈。

（二）医生指导治疗

（1）板蓝根30克，香附、骨碎补各15克，乌梅10克，桃仁、大黄各9克。米醋泡48小时后外擦疣体。每天3~5次。

（2）商陆、生山楂、毛姜各10克，马齿苋30克。食用醋浸泡48小时后外擦疣体。每日3~5次。

（3）中药治疗：薏苡仁60克，大青叶、土茯苓、赤芍各15克，大黄6克。水煎服用。每日1剂。

（4）柴胡桂枝各半汤，加生薏苡仁30克，水煎服，两周为1个疗程，坚持可治愈。

（5）多发性寻常疣，大柴胡汤加生薏苡仁、马齿苋，坚持服用可治愈。

（三）注意事项

（1）避免与患者皮肤接触摩擦传染。

（2）患病时手勿乱抓，以防自身接种传染。

（3）患病时内衣不要乱穿，内衣洗后应见阳光。

（4）治疗要彻底，若留一个疣体会再次引起传染。

第八节　风疹

风疹，中医病名为"风疹""风痧"。好发于小儿和青少年，成人也可发病。有一定的传染性，属虫媒病毒所致的皮肤病。潜伏期2~3周，平均18天。患病前期可有发热、头痛、咽痛、倦怠等上呼吸道炎症。皮损常见于头面、躯干及四肢。皮疹呈麻疹样淡红色、稀疏分布，压之褪色，严重者皮疹可融合成片。一般持续3~4天，皮疹有微痒感，消退后不留瘢痕。

儿童风疹见图 2-31，成人风疹见图 2-32。

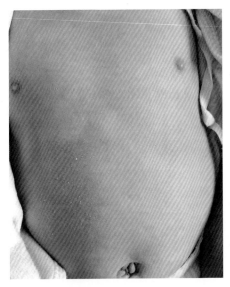 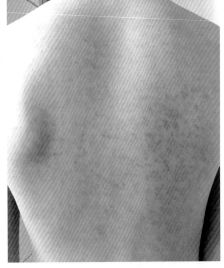

图 2-31　儿童风疹　　　　　　　　图 2-32　成人风疹

（一）自疗

（1）病轻者不需要特殊处理。

（2）口服板蓝根冲剂或抗病毒冲剂。

（3）口服中成药：防风通圣丸。

（4）外用炉甘石洗剂止痒。

（5）马齿苋、蝉蜕、桑叶、金银花各 10 克。水煎服。

（6）食疗：金银花、生甘草各 10 克，黄豆、绿豆、黑豆各 10 克。水煎服。早晚分服。儿童患者将三种豆减半。

（二）医生指导治疗

（1）西药：病毒灵片。

（2）中医治疗：当归、赤芍、大青叶、黄芩、板蓝根、防风、牛蒡子、荆芥各 9 克，浮萍 6 克，甘草 3 克。水煎服。每日 1 剂。

（三）注意事项

（1）病情严重者，应卧床休息，多饮开水。禁食辣椒，鱼、鸭、鸡、牛、羊肉等发物。

（2）发现病源后，应隔离治疗至出疹后 5 天。

（3）患者的衣被褥床单应消毒处理。

第九节 麻疹

麻疹，是一种急性传染病。发病以冬春季节最多见。潜伏期为9~11天。主要经飞沫通过呼吸道和眼结膜而传染，尤以5岁以下儿童发病率最高，而6个月以内的小儿由于从母体内获得的免疫力还未消失，所以不易被传染。麻疹愈后有持久免疫力，不易再次发病。临床症状为发热伴流涕、流泪、怕光，目分泌物多，3天内口腔两壁出现麻疹黏膜斑，此斑有诊断价值特点。发疹起初部位见头面、耳后、发际，次日发展到躯干，最后到手心、足底出齐。皮疹斑为暗红色丘疹，皮疹之间皮肤正常，后期皮疹联合成片状。病程大约1周，体温可高达40℃。患病轻者愈后无色素沉着（图2-33、图2-34）。

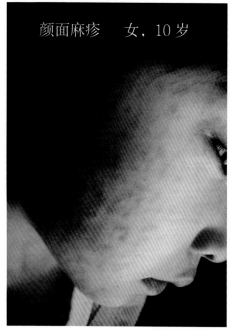
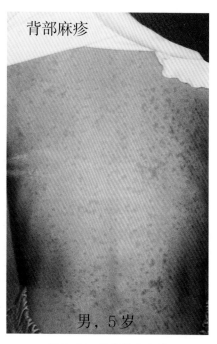

图2-33 10岁女孩颜面麻疹　　　　　　　图2-34 5岁男孩麻疹

（一）自疗

（1）口服帮助消化类药物。

（2）口服抗病毒类药物。

（3）口服抗生素类药物。

（4）验方：浮萍9克，芫荽10克，水煎服用。

（二）医生指导治疗

（1）高热者应用退热药物，不宜物理降温（以免影响皮疹出透）。严重者惊厥时用镇静剂。

（2）抗病毒治疗：病毒灵、清开灵、双黄连等。

（3）中成药治疗：小金丹片、小儿紫草丸。

（4）中医药治疗：麻杏石甘汤加减（《伤寒论》）。

处方：麻黄10克，生石膏15克，杏仁9克，甘草6克。加减：出疹不畅者加牛蒡子、升麻各8克；出疹突然消退者加紫草9克，红花、芫荽各5克。

（三）注意事项

（1）患者应隔离治疗。

（2）多饮开水，进食易消化的食物。

第十节　手足口病

手足口病是一种病毒传染性疾病。主要发生于10岁以下儿童，成人也可发生。多见于5岁以下，尤以1~2岁小儿多见。此病在国外（美国、英国、日本、加拿大等）均有流行报道。2008年春天，安徽省阜阳地区发生了大规模的手足口病。手足口病，临床潜伏期4~7天，常以低热、头痛、纳差、咽痛，口腔内硬腭、颊部、舌头出现疼痛性小水疱疹，很快变成溃疡，皮损周围有红晕。同时皮疹还常见于手足指（趾）背及足跟等处。也有波及膝盖前和臀部，甚至泛发全身。整个病程大约7天，很少复发，愈后不留瘢痕（图2-35~图2-39）。

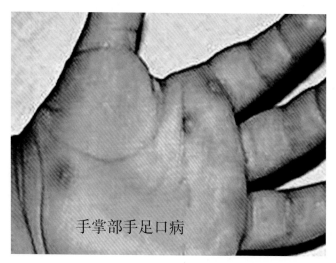

手掌部手足口病

图 2-35 手足口病

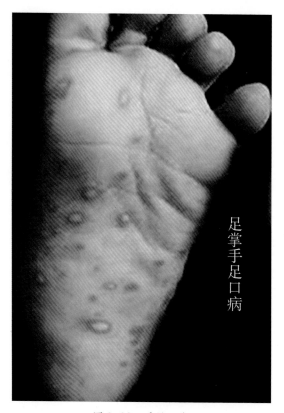

足掌手足口病

图 2-36 手足口病

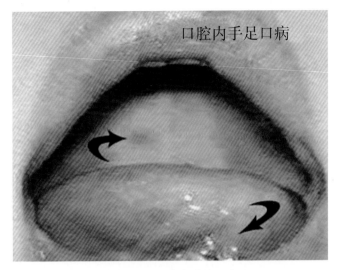

口腔内手足口病

图 2-37　口腔内手足口病

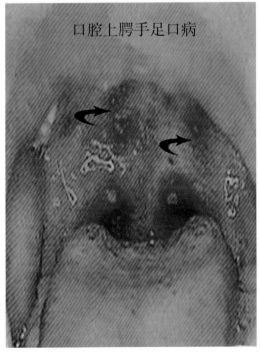

口腔上腭手足口病

图 2-38　口腔上腭手足口病

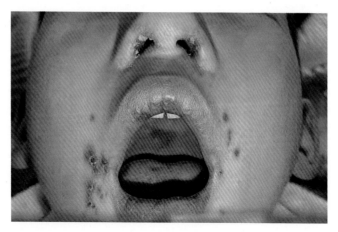

图 2-39 5 岁男孩手足口病

（一）自疗

（1）口服病毒灵片。

（2）中成药：板蓝根冲剂。

（二）医生指导治疗

中药治疗：导赤散加减（《小儿药证直诀》）。

处方：生地黄 24 克，木通 12 克，竹叶 6 克，甘草梢 6 克。水煎服。

此方功效：清热养阴，通淋利水。酌情加板蓝根、金银花、蒲公英。

（三）注意事项

（1）此病无特殊治疗方法。

（2）儿童发病时，不要去幼儿园和参加集会，以防传染。

（3）严格消毒患者衣物、用品。

第三章 化脓性皮肤病及附属器官皮肤病

第一节　毛囊炎

　　毛囊炎，中医病名为"发际疮""发际疡"等。主要发生在头皮、后颈、背部、四肢及阴密处（图3-1~图3-4）。皮损常见与毛囊一致的红色充实小丘疹，可化脓，中央有毛发贯穿，周围有红晕，顶端有小脓疱。病程约10天，愈后不留瘢痕或会留下少许色素沉着。毛囊炎常可反复发作成为慢性，自觉瘙痒，天气变化时皮疹会加重发作。

（一）自疗

　　（1）口服西药消炎药或中成药龙胆泻肝丸。

　　（2）口服清热解毒类或帮助消化类药物。

　　（3）鱼石脂软膏外涂。

（二）医生指导治疗

　　（1）白头翁汤加金银花15克，连翘20克，赤芍15克，紫花地丁30克，丹皮15克。水煎服。

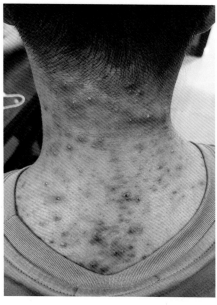

图3-1　18岁男孩颈后毛囊炎

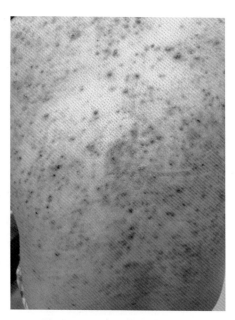

图3-2　23岁男性背部毛囊炎

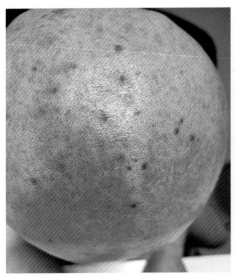 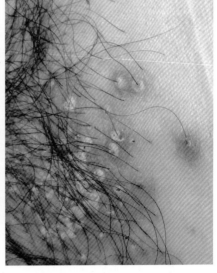

图 3-3　34 岁男性头皮毛囊炎　　　　图 3-4　41 岁男性阴部毛囊炎

（2）口服磺胺类药物，但对磺胺有过敏者忌服。

（3）严重者要用抗生素治疗。

（4）中药外洗治疗：苦参、龙胆草、黄芩、蒲公英各 30 克，黄柏、车前草各 15 克，甘草 12 克，明矾 10 克。水煎外洗。每日 2 次。

（5）五味消毒饮加减治疗（《医宗金鉴》）。处方：金银花、蒲公英、紫花地丁、赤芍各 15 克，野菊花、紫背天葵、黄芩、黄连各 10 克，甘草 6 克。水煎服。适用于毛囊炎严重者。

（6）对反复发作者，应益气托毒，增强体质。治疗：黄芪 30 克，党参、生地黄、鱼腥草各 18 克，马齿苋、天花粉、紫花地丁、野菊花、薏苡仁各 12 克，甘草 9 克。水煎服。

（7）蜈蚣 1 条，大黄 3 克，硫黄 10 克，雄黄 9 克，冰片 5 克，共研粉末，油或酒精调糊状外涂患处，每日 2 次。

（三）注意事项

（1）勿饮酒，忌辛辣食物。

（2）禁止乱抓，勿乱用梳子、毛巾，以免传染。

第二节 疖子、痈、丹毒

一、疖子

疖子，中医病名为"暑疖""疔疮""热疖"等。好发于头皮、颈部、背部、臀部（图3-5~图3-7）。临床主要症状：开始发病为圆锥形毛囊炎丘疹或结节，日渐增大，顶有脓塞，由硬变软流脓汁带血，随后逐渐结疤而愈。

另外，习惯性患疖子者，多见于营养不良的小儿及糖尿病患者，这种疾病多由金黄色葡萄球菌引起。

（一）自疗

（1）疖子起初时，早晨起床后，用口水频频涂疖子。此方法是民间验方，治疗疖子极妙。现代医学认为，唾液主要起消化作用并能杀死细菌，杜绝病菌繁殖。

（2）对多发性疖子者，可口服消炎药，或中成药连翘解毒丸。

（3）中成药：独角莲膏外用。

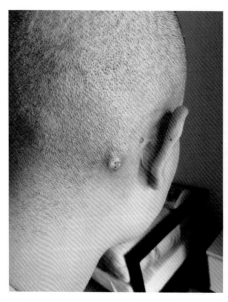 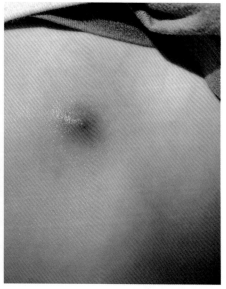

图3-5 30岁男性耳失眠穴处疖子　　　　图3-6 29岁男性背部疖子

（4）青黛10克，冰片2克共研末，油调膏外涂。此方尤适用于脓疱疮。每天2~3次。

（二）医生指导治疗

（1）严重者抗生素静脉注射。

（2）中药芒硝适量，开水冲化外敷。

（3）中成药：梅花点舌丹1~2粒，酒精调糊涂患处。

（4）五味消毒饮加减治疗。处方：金银花、瓜蒌根各15克，蒲公英20克，野菊花、紫背天葵、紫花地丁、知母各12克。水煎服。适用于疖子严重者。

（5）仙方活命饮加减（《外科

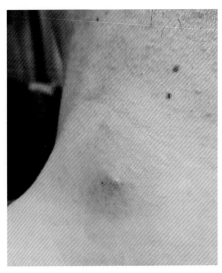

图3-7　40岁男性颈后疖子

发挥》）。处方：贝母、防风、赤芍、当归、皂角刺、天花粉、没药、乳香各15克，金银花、大黄各12克，陈皮、白芷各10克，甘草9克。水煎服。此方适用于反复发作性疖子者。

（6）十全大补汤加减（《医学发明》）。处方：黄芪20克，党参、熟地黄各15克，茯苓、当归、白芍各12克，川芎10克，肉桂8克，炙甘草6克。水煎服。适用于疖子感染，体虚伤口不易愈合者。

（7）糖尿病引起的皮肤疖肿溃疡难愈，用生黄芪15克，金银花、赤芍、黄芩、制大黄、生地黄、浙贝母、炙枇杷叶各15克，丹参30克，水煎服效佳（沈绍功经验方）。

（三）注意事项

（1）颜面部患疖子者，千万不要用手去挤压，以免炎症扩散危及生命（图3-8、图3-9）。

（2）眼皮生有红肿疖子样丘疹者，为眼睫毛的炎症所致，即麦粒肿，又称睑腺炎。中医名为"针眼""眼丹"（图3-10）。中医认为本病因脾胃蕴热，或心火上炎，又复外感风热，积热与外风相搏，气血瘀阻，火热结聚，致眼睑红肿，熟腐化为脓液而成。对反复发作麦粒肿者，用抗生素效果差者，可用中药全蝎适量，焙干研粉内服，每日 2 次，每次 3 克。全蝎见图 3-11。
一般连服 10 天可愈。

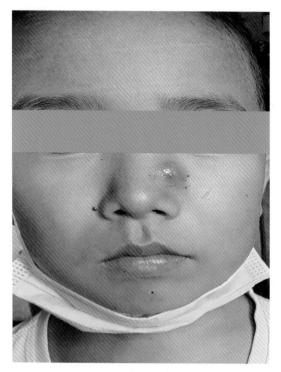

图 3-8　9 岁男孩鼻侧疖肿

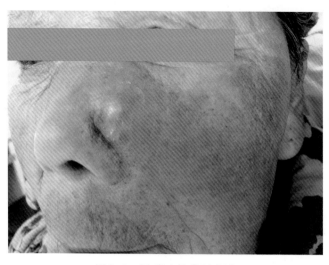

图 3-9　59 岁女性鼻侧疖肿

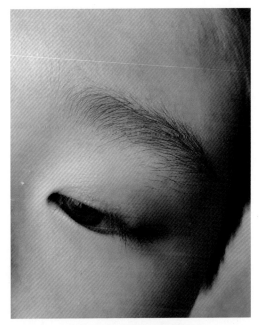

图 3-10　6 岁男孩麦粒肿

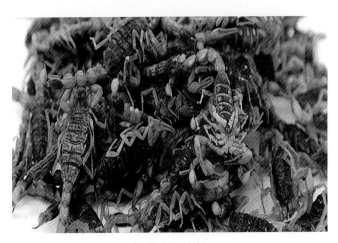

图 3-11　全蝎

（3）睡醒后，整个眼睛上皮突然红肿不舒服，为劳累或异物入眼乱揉感染造成（图 3-12），应同局部凸肿的麦粒肿鉴别，可口服消炎药，或红霉素眼药膏外用。

（4）2020 年 6 月 23 日上午，一位 76 岁退休男教师来西安益群中医门诊就诊。患者指着下颌主诉：下颌左侧有溃疡面，不痛不痒持续半个多

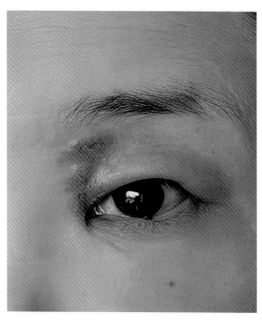

图 3-12　40 岁女性眼周感染

月, 去医院检查, 疑似皮肤恶病变, 要求做病理检查。笔者观溃疡周围肿大, 溃疡面色红, 面积比一分钱硬币略小, 表面有几粒石榴子样肉芽肿, 便对患者说: "这是猫癣, 是接触猫狗动物感染造成的。"患者立即说: "哎呀, 就是就是, 我家就养猫, 儿子是做售卖猫生意的。"便让去药店购买治疗痔疮的中成药九华膏外擦。30 日上午来门诊复诊, 皮肤愈合了, 只是原溃疡处皮色略呈淡红色。患者说: "没想到 13 块钱软膏没有用完病就好了, 又没有疑似皮癌吓唬人。"又问: "治疗痔疮的药膏, 为什么能治溃疡?"答: "九华膏成分是硼砂、川贝母、滑石粉、银朱、龙骨、冰片, 有生肌收口又有杀菌作用。"患者下颌对比见图 3-13、图 3-14。

（5）糖尿病引起的皮肤疖肿溃疡难愈, 用生黄芪、金银花、赤芍、黄芩、制大黄、生地黄、浙贝母、炙枇杷叶各 15 克, 丹参 30 克, 水煎服效佳（沈绍功经验方）。

（6）1996 年 12 月 12 日上午, 西安中医门诊, 马某, 女, 42 岁, 主诉: 右小腿受伤后感染不愈 3 个月余, 经过医院换黄纱条, 输液用的均是价钱贵的抗生素, 但不见好转, 怀疑是否活不成了。望诊: 解开包扎的伤口后, 观溃面大小为刚好能用手掌盖住那么大, 色淡, 渗清水明显, 面白无光泽,苔白滑。脉诊：脉沉细弱。问诊：无食欲感。触诊：腿皮肤冰冷如石。开导患者说，吃五谷压百病，心情愉快食欲增。思索后，遵《黄帝内经》"诸病水液，澄澈清冷，皆属于寒"。守《景岳全书》"所急在病，而全不知所急在命"。照重病用大方，危疾则重量，来施方救人。便施方：八珍汤加生黄芪60克，炒鸡内金30克，制附子10克（先煎），肉桂9克，吴茱萸10克，水煎服，7剂。

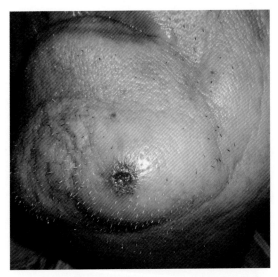

图3-13 76岁男性猫癣治疗前

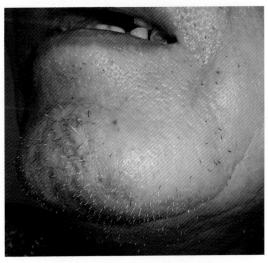

图3-14 76岁男性猫癣治疗后

20 日下午复诊时，伤口明显红润色有薄皮样，无渗液，效不更方守方，7 剂。后痊愈。此乃经典治病秘诀秘方也！

（7）久卧之褥疮，蒲黄精粉，外敷溃疡处，每日 1 次，效果好。

二、痈

痈，中医病名"发背""对口""脑后发""对肚疮"等。痈是一种急性化脓性深部炎症，多伴有严重全身症状，发病时影响工作学习和日常生活。中医认为，患者过食膏粱厚味，而致使湿热火毒内生，复感毒邪，热毒阻于经络，从而气血不通发病，本病好发于全身各处，以成年男性多见，皮损表面紧张皮光亮，灼热，疼痛肿胀。医学家李士才说："热甚则疮痛，热微则疮痒。"《黄帝内经》曰："营气不从，逆于肉里，乃生痈肿。"《灵枢》曰："热甚则肉腐，肉腐则为脓。"《疡科心得集》曰："热发于皮肤之间，肿高根阔者为痈。"

（一）本病临床上分为三期治疗

一是红肿初期（图 3-15）。皮损红肿坚硬无头钝痛。

外用：鱼石脂软膏量大外敷。

内服：宜清热解毒兼活血化瘀。

方用：消痈汤加减治疗。

处方：金银花、蒲公英、生地黄各 30 克，天花粉、连翘各 15 克，赤

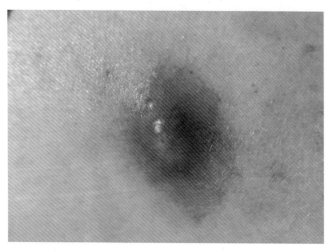

图 3-15 痈肿初期

芍20克，乳香、黄芩各12克，黄连10克，贝母9克，陈皮6克。水煎服。每日1剂。

二是成脓期（图3-16）。皮损红而高肿明显，疼痛剧烈如鸡啄样。成脓期大约1周。用手按皮损时，手起而复者有脓，手起不复者无脓；若用于重按时有痛感，说明脓深，轻按痛，说明脓浅，若按之痛无明显变化，说明未成脓。

外用：拔毒膏，或根据脓成后病情变化切口适中予以引流。

内服：宜用清热解毒，活血透脓。

方用：透脓散加减治疗（《外科正宗》）。

处方：当归、生黄芪、炒山甲、川芎、皂角刺。本方适用于诸痛为实的实证痈肿，酌情加金银花、连翘、黄连、当归尾、天花粉、陈皮、大黄、甘草。水煎服。临床治疗成脓期痈肿时，不要再用抗生素治疗，应尽快促使排脓，若继续大量用抗生素只会延长化脓期。

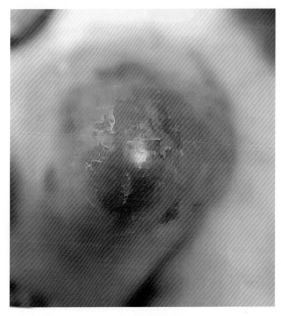

图3-16 痈肿成脓期

三是溃破后收口期（图3-17）。即脓已排尽。

内服：宜益气固本，化腐生肌。

方用：视病情选用。血虚者宜用：四物汤（当归、白芍、川芎、熟地黄）。

气虚者宜用：四君子汤（党参、白术、茯苓、炙甘草）。气血双虚者方用：四物汤合四君子汤的八珍汤加减治疗。

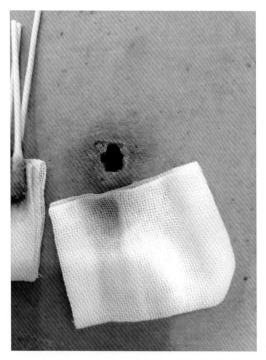

图 3-17　痈肿收口期

（二）注意事项

（1）患病发热时应卧床休息，多饮开水。

（2）饮食清淡，禁烟酒。

（3）疮口周围保持清洁，以防大面积感染。

（4）凡皮损直径小于 3 厘米者为疖肿，大于 3 厘米者为痈肿。而皮损大于 9 厘米者为发，发的皮损特点为疏松之部位突然红肿成片，灼热而疼痛，红肿尤以中心最为明显，中软而不溃烂或变成褐色腐溃（图 3-18）。临床应与痈、丹毒加以鉴别。治疗方法参见丹毒治疗。

三、丹毒

丹毒，因皮肤损害局部突然焮热红肿迅速扩大，色如涂丹脂染，故名丹毒（图 3-19~ 图 3-22）。丹毒是一种急性感染性疾病，多由皮肤破损、毒邪浸淫所致，或因内热偏盛、外壅体表、复感毒邪而发病，发病无定处，数日内可以慢慢病愈。丹毒发病不同，发于头面者叫抱头火丹，发于躯干者叫内发丹毒，发于下肢者叫腿游风，发于胫踝者叫流火，发于小儿者叫赤游丹。

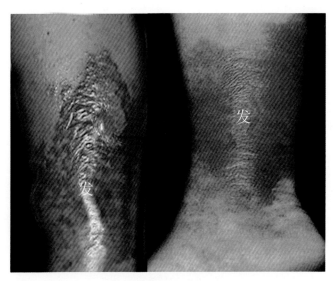

图 3-18　发

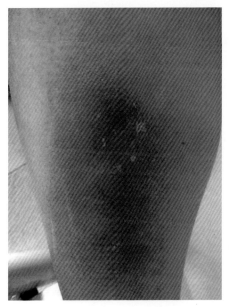

图 3-19　小腿丹毒发作期

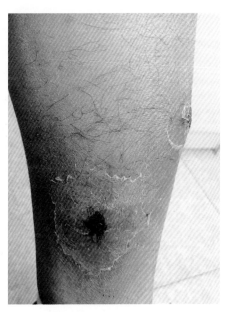

图 3-20　小腿丹毒后期

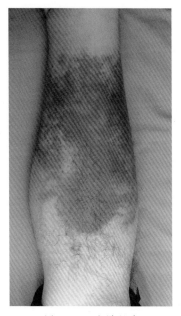

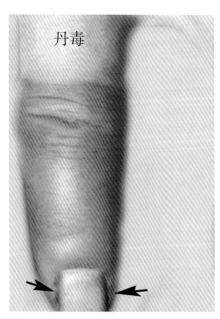

丹毒

图 3-21 小臂丹毒　　　　　　图 3-22 手指感染丹毒

《疡科心得集》曰："疡科之证，在上部者，俱属风温风热，风性上行故也。在下部者，俱属湿火湿热，水性下趋故也。在中部者，多属气郁火郁，以气火之俱发于中也。"这就揭示了中医外科发病病因的一般规律概况，即"上风下湿中气火"。《圣济总录》曰："热毒之气，暴发于皮肤间，不得外泄，则蓄热为丹毒。"《疡科心得集·申明外疡实从内出论》又曰："夫外疡之发病也，不外乎阴阳，寒热，表里，虚实，气血，标本，与内证异流而同源者也。其始或由六淫之气所感，或内被七情受伤。经云：邪之所凑，其气必虚。阴虚者，邪必凑之。又曰：营气不从，逆于肉里，乃生痈肿。明乎此义，则治证了然矣。如夏令暑蒸炎热，肌体易疏，遇凉饮冷，逼热最易内入，客于脏者，为痧，为胀；客于腑者，则为吐，为泻；客于肌表者则为瘰，为疬，为暑热疮，为串毒，为丹毒游火；客于肉里者，则为痈，为疡；客于络脉者，为流注，为腿痈。斯时正气壮强，逼邪出外，依法治之。在内证尤为易愈，或五日。若外疡则稍多日期。"

（一）内治

（1）丹毒发于头面者。

治则：清热解毒，散邪祛风。

方用：普济消毒饮加减（《东垣十书》）。

处方：黄芩、薄荷、黄连各 15 克，柴胡、陈皮、玄参各 6 克，连翘、板蓝根、马勃、大力子各 3 克，白僵蚕、升麻各 2 克。水煎服。注：黄连用量 9 克以上长于泻火解毒，6 克燥湿理中，3 克以下者，为苦味健胃之品。

（2）丹毒发于胸腰胯者。

治则：清肝泻火解毒。

方用：龙胆泻肝汤（《古今医方集成》）或化斑汤（《医宗金鉴》）。

处方：龙胆草、黄芩、泽泻、车前子、生地黄各 9 克，栀子、木通、当归、柴胡各 6 克，甘草 3 克。水煎服。本方临床治疗二阴、耳目、鼻等七窍发痒者，一般 7 剂内服可愈。若临床用此方治疗带状疱疹，方去当归、生地黄、泽泻，加大黄效果理想。

化斑解毒汤：生石膏、玄参各 15 克，凌霄花、黄连、连翘各 9 克，知母、甘草各 6 克。水煎服。

（3）丹毒发于下肢（小腿，胫下，踝部足掌）者。

治则：清热解毒，祛湿。

方用：萆薢渗湿汤（《疡科心得集》）合五神汤加减（《外科真诠》）。

萆薢渗湿汤：萆薢、丹皮、黄柏、泽泻、滑石粉、通草各 10 克，茯苓、薏苡仁各 12 克。水煎服。主治：丹毒，银屑病。

五神汤：金银花、紫花地丁各 20 克，茯苓 15 克，牛膝 12 克，车前草 10 克。水煎服。主治：丹毒，脚气疮。

（二）外治

（1）丹毒红肿时用大黄适量研末，调油膏外敷。

（2）对下肢丹毒者，常规消毒后，可用三棱针刺皮损处或皮损周围，轻轻挤压使其出血，途以泄热解毒外出。

（3）对早期小面积丹毒者，可用头孢曲松钠针剂皮下局部封闭。

（4）对小儿丹毒，瓜蒌仁适量捣为细末，食用醋调涂患部，每日 3 次，效果理想。

（三）注意事项

（1）患病时多饮温水，饮食清淡，尽量减少户外活动，应卧床休息。有脚气时必须同时治疗，以防再次复发。

（2）丹毒生在下肢者，卧床休息时，宜把患肢用东西垫高 30°~40°。

第三节　痤疮

痤疮，中医病名为"粉刺""面疱"等。俗称青春痘。分为两大类，即无脓栓者为封闭型，能挤出脓栓者为开放型。皮肤丘疹主要发生在面部、上胸及背部等处。各种类型痤疮见图 3-23~图 3-29。临床表现：开始为毛囊性丘疹，顶端有黑头栓塞物，用手挤压后可排出豆腐渣样硬乳色栓，严重者可成为脓疱、结节，脓肿遗留瘢痕及色素斑。多数患者无明显自觉症状，有时有微痒，重者化脓时有肿痛感。此病病程缓慢，时轻时重。是青年男女好发疾病之一。有的患者患病可延长到 30 多岁。

风邪入皮肤，痰饮积腑脏，则面暗斑。肺、脾二经风湿搏而为热，故面生疮（《张氏医通》）。

另外，临床发现青春痘与遗传有密切关系，凡上辈亲属青年时期，患有严重性青春痘者，晚辈也患有同样部位的青春痘，而且部位常见于下颌两侧（图 3-29）。

（一）自疗

（1）口服消食类药物，如大山楂丸。

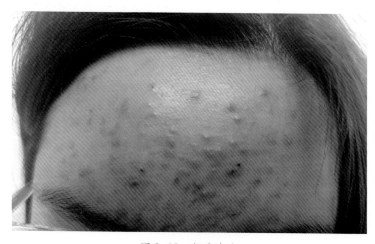

图 3-23　额头痤疮

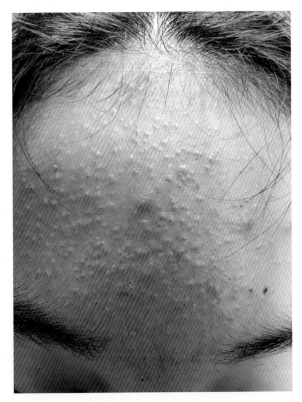

图 3-24 黑头痤疮

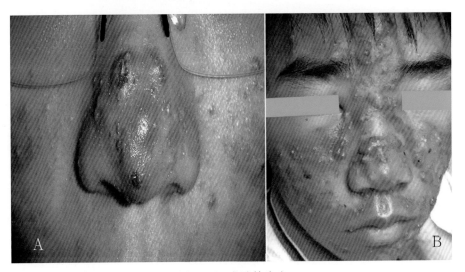

图 3-25 化脓性痤疮

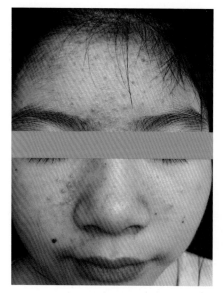

图 3-26　闭合性痤疮

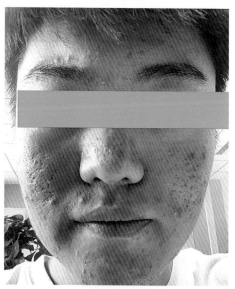

图 3-27　痤疮遗留凹痕

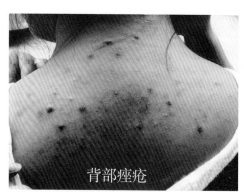

图 3-28　背部痤疮

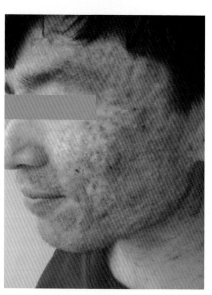

图 3-29　遗传性痤疮

（2）口服消炎类药物。

（3）中成药：三黄片、牛黄解毒片、桂枝茯苓丸。

（4）白矾晒化涂之。

（5）氯霉素注射液，同 75% 酒精 3：1 比例调和外涂。

（6）新鲜芦荟汁外搽患处。

（7）验方：大黄、硫黄各30克，白及10克，生山楂6克，以上共研极细粉末备用。凉开水或纯净水适量调糊外涂。每天2次。

（8）中成药：防风通圣丸、栀子金花丸、银翘解毒丸。每天2次，连服1个月。适用于便秘者。

（9）口服中成药：六神丸。早晚各6粒，愈后减为每服3粒巩固疗效。一般连服14天。有效率100%。

（10）验方：虎杖20克，白花蛇舌草30克。水煎服。14天为1个疗程，适用于轻度痤疮者。

（二）医生指导治疗

（1）西药：醋酸泼尼松片、维生素B_2片，口服。

（2）口服中成药银翘解毒丸、栀子金花丸。

（3）痤疮结节碍容性瘢痕者，可用醋酸泼尼松龙注射液，加等量盐酸利多卡因注射液，常规消毒后在皮损下注射封闭。7天1次。

（4）痤疮严重者可口服中成药：大黄䗪虫丸。

（5）对痤疮发病初期可穴位注射。方法：常规消毒后，在肘静脉抽血2.5毫升，加参麦注射液等量混合，迅速分别注射双下肢足三里穴位。每周1次。

（6）清肺经治疗。

皮疹特点：颜面部有与毛囊一致的丘疹，形如粟米大小，可挤出白粉色油状物质，皮疹以鼻周多见，也可见于前额，并有黑头粉刺。

方用：枇杷清肺饮加减（《医宗金鉴》）。

处方：枇杷叶、桑白皮、黄柏各9克，党参、甘草各6克。水煎服。

加减：皮疹发红时去党参，加生地黄、知母各15克，淫羊藿9克。

皮损兼有化脓时加连翘15克，生山楂10克，当归9克，蒲公英18克，白花蛇舌草20克。

（7）清胃热治疗。

皮疹特点：皮疹以口周多见，也可发于胸前及后背，面部出油较多，毛孔哆开，饮食不节。口臭，便秘，喜冷饮。

方用：清阳明腑热的调胃承气汤（《伤寒论》）。

处方：芒硝、大黄克各 12 克，甘草 9 克。水煎服。

另外，青年人不幸患脑出血后，又患痤疮兼大便干燥者，要用金代医学家张元素的三化汤治疗：厚朴 9 克，枳实 10 克，羌活 12 克，大黄 6 克。水煎服。此方为专门治疗中风后大便不通者。从现代医学研究来看，此方不但有利于排出积于肠道的代谢废物，还能降低颅内压，对缓解脑中风病情极为重要。

（8）清热凉血治疗。

皮疹特点：两颊有散在潮红色丘疹，大小如米粒，以鼻口周围较多，面部常有毛细血管扩张，遇热或情绪激动时面部明显潮红色，自觉有灼热感，月经前后皮疹会增多，大便常干燥。

组方：生地黄 20 克，黄芩 15 克，栀子 9 克，赤芍、川芎、红花、当归、陈皮各 10 克，甘草 6 克。水煎服。

（9）清热解毒治痤疮。

皮疹特点：丘疹顶端常有小脓疱，或周围有轻发红色，自觉疼痛，脓疱反复不断，脓疱消失后皮肤表面常留有凹陷性小瘢痕，形如橘皮样，胸背常常被累及。大便常秘结。

方用：五味消毒饮或黄连解毒汤或银翘散加减治疗。

五味消毒饮：金银花、野菊花、蒲公英、紫花地丁各 15 克，紫背天葵 6 克。水煎服。

黄连解毒汤（《外台秘要》）：黄连 15 克，黄芩、黄柏各 12 克，栀子 10 克。水煎服。

银翘散（《温病条辨》）：金银花 12 克，连翘 12 克，桔梗 9 克，薄荷 3 克，荆芥穗 6 克，牛蒡子 9 克，豆豉 9 克，竹叶 9 克，甘草 5 克，芦根 15 克。水煎服。

（10）除湿解毒，活血化瘀治疗。

皮疹特点：面部胸背除有米粒大小丘疹外，还常发生黄豆大小，或樱桃大小的结节及囊肿，局部出现明显疼痛脓肿，并可常伴有头痛。皮损愈后常留有瘢痕。

方用：地骨皮饮加减治疗。

处方：地骨皮、丹皮、黄芩、泽泻、生山楂各 12 克，生地黄、夏枯草、白花蛇舌草、野菊花各 30 克，红花 9 克。水煎服。

加减：大便干燥者加大黄。发痒者加防风、白鲜皮、荆芥。结节囊肿者加三棱、莪术、昆布。

桂枝茯苓丸治疗皮肤粗糙干燥，嘴唇暗红色，痤疮像赤豆一样嵌在皮肤下面，痘印像锅巴一样板结在脸上不易消失。若便干加大黄或川芎。加大能推陈生新除死肌的生白术量 60 克。在治疗后期痤疮快痊愈时，应加上强大心脏的药（丹参，桂枝）以加快血脉运行，使痤疮痕印很快恢复。另外，如果痤疮化脓样结节肿块有疼痛，复方加乳香、没药各 10~15 克，散血凝之痛。

（三）注意事项

（1）本病不论轻重，忌用手指挤捏。

（2）饮食清淡，忌生冷等一切口感凉的食物，包括凉水果、凉水。保持大便通畅。

（3）勿饮酒。常用硫黄皂洗脸。

（4）患病期间保持心情舒畅。《黄帝内经》曰："精神进，志意定，故病可愈。"就是说，患者的积极心态，可以振奋精神，坚强意志，疾病能够治愈。

第四节 酒渣鼻

酒渣鼻，中医病名为"酒糟鼻""赤鼻"，俗称红鼻子。《黄帝内经·刺热篇三十二》曰："脾热病者，鼻先赤。"酒渣鼻皮损以颜面中部为主，尤以鼻部为最明显。多见于成年人，女性多于男性，但男性皮损要重于女性。临床分为三期：

红斑期：鼻头潮红逐渐发展扩大，为轻度红斑期（鼻头有毛细血管扩张，为重度红斑期）（图 3-30）。

丘疹期：即鼻头毛细血管扩张更严重，呈网状并有成批的丘疹出现，或鼻头出现丘疹愈后留有小凹痕，以鼻尖最重（图 3-31、图 3-32）。

肥大期：酒渣鼻慢性日久，鼻头增生肥大，呈结节状，色泽暗，可轻可重，临床无明显症状。偶有痒感（图 3-33）。

　　另外，酒渣鼻累及发展到脸面者，也称玫瑰痤疮（图 3-34）。

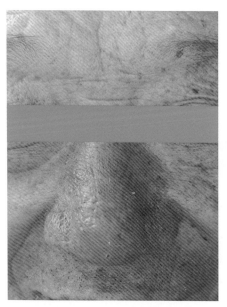

图 3-30　酒渣鼻轻度红斑期

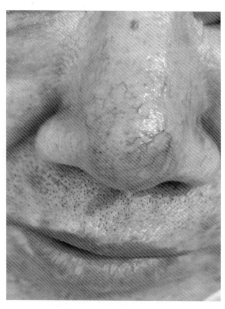

图 3-31　酒渣鼻红斑血丝

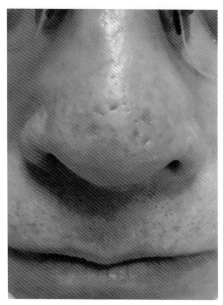

图 3-32　酒渣鼻丘疹期留下瘢痕

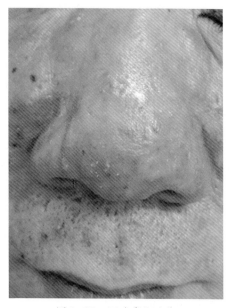

图 3-33　酒渣鼻肥大期

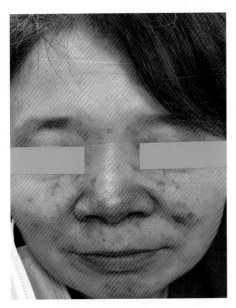

图 3-34 玫瑰痤疮

（一）自疗

（1）中成药: 大黄䗪虫丸口服。

（2）古验方外用: 颠倒散（硫黄、大黄）各等量研细末，凉开水调糊外涂。每日 2~3 次。

（3）民间方: 鲜猪胆汁兑少量酒精，与硫黄调成糊状外涂。

（二）医生指导治疗

1. 西药治疗

（1）西药：甲硝唑片，或四环素片口服。

（2）西药: 谷维素、地西泮（安定）口服。适用于女性患者。

2. 中医分型治疗

（1）肺胃积热型。

皮损特点：鼻头充血，用手或透明板轻压后红色速退，手起红色复显，大便秘结，鼻口发干。多因患者饮酒或过食辛辣之物，致使热毒伏胃上蒸于肺。鼻乃阳明中之阳，居颜面中央，若饮酒，血极盛而鼻子更红。

方用：清热凉血的枇杷清肺饮加减治疗。

处方：生石膏 30 克先煎 30 分钟，再投入知母 10 克，枇杷叶、桑白皮各 12 克，黄芩、黄柏各 9 克，甘草 6 克。水煎服。每日 1 剂。早晚分服。

（2）血热型。

皮损特点：鼻口周围散发有红色小丘疹，兼颊部有毛细血管扩张，大便秘结，若为青年女性，伴有月经不调。

方用：清热凉血，调经的凉血四物汤合通窍活血汤（《医林改错》）加减治疗。

处方：生地黄、白茅根各 30 克，当归、川芎、桃仁各 12 克，红花、陈皮、栀子各 10 克，生姜、甘草各 6 克。水煎服。每日 1 剂。早晚分服。

（3）蕴结毒热型。

皮损特点：鼻头肿大而红，鼻头有脓疱，疼痛，常伴有口鼻干。多因肺胃积热，复感毒邪所致。严重者可引起全身发热。

方用：清热解毒的五味消毒饮加减治疗。

处方：金银花、蒲公英、紫花地丁、紫背天葵各15克，野菊花10克，栀子、黄芩、苦参各9克。水煎服。每日1剂。早晚分服。

（4）气血瘀滞型。

皮损特点：鼻头色暗肥大浸润，并有毛细血管扩张，皮肤增厚，或肥大增厚有结节状。

方用：活血化瘀，软坚散结的桃红四物汤加减治疗。

处方：红花10克，桃仁12克，当归、熟地黄各15克，白芍12克，三棱、莪术各30克。水煎服。每日1剂。早晚分服。

（三）注意事项

（1）忌酒及辛辣食物，保持大便通畅。

（2）常用硫黄香皂洗脸。

（3）避免风寒或暴晒。

（4）避免使用类固醇皮质激素制剂外用。

第五节　脱发

脱发是一种碍容性疾病，分为圆形脱发（斑秃，油风，鬼剃头），脂溢性脱发（早秃，脂秃，高额秃，蛀发癣），营养性脱发（病后脱发，虚性脱发）。

一、斑秃

无自觉症状，先以头部发生圆形或椭圆形脱发，是一种非炎症性、非瘢痕性脱发疾病。男性多于女性。临床多突然发生，常在无意中被发现，开始为孤立圆形秃斑，边界清楚，一块或数块，表面光滑（图3-35、图3-36）。

另外，如果脱发慢慢发展到全部脱光，称为全秃（图3-37）；若发展到眉毛、腋毛、阴毛、胡须也脱落，则称为普秃（图3-38）。

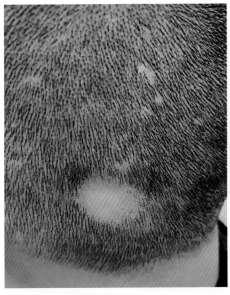

图 3-35　孤立圆形斑秃

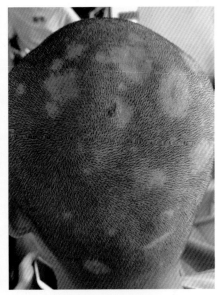

图 3-36　数块斑秃

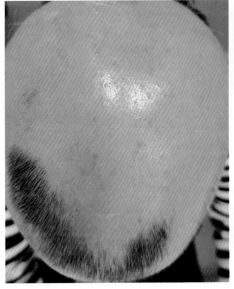

图 3-37　全秃

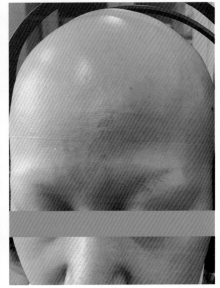

图 3-38　普秃

（一）自疗

（1）鲜生姜汁轻轻外擦脱发处。

（2）白茯苓适量研成粉末，每日2次，每次9克，温开水冲服。

（3）何首乌15克，川芎、丹参、茯苓皮各6克。水煎服。每日2次。

（4）毛姜（骨碎补）、侧柏叶、生地黄、赤芍、百部各12克，75%酒精150毫升浸泡48小时后外擦。每日数次。

（5）制附子30克、骨碎补15克，食用醋浸泡7天后外擦。

（二）医生指导治疗

（1）用梅花针叩刺脱发处。每日1次。

（2）秘方治疗：芫花、甘遂各10克，毛姜、红花、侧柏叶各3克。食用红醋或75%酒精浸泡24小时后外擦。此方法尤适于斑秃处皮肤发光亮者。中医认为多是水湿津液代谢失调。临床验证无论何种脱发，此方法外用1周后均可生出细毛新发（图3-39）。

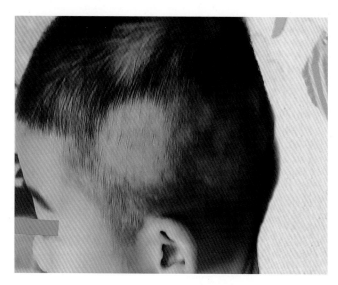

图3-39　用药1周后长发

（3）中成药：七宝美髯丹（丸）。适用于精血亏虚，须发早白性脱落者。腰困脚软，头晕眼花，肾虚无子者均可服用。或中成药：大补阴丸、地黄饮子丸。

另外，对于毛发枯燥、消化不良者，用中成药：保和丸合八珍益母丸联合治疗。

（4）当归饮子汤（《严氏济生方》）加减。

治则：养血润燥，祛风生发。

处方：黄芪30克，刺蒺藜、何首乌、当归、白芍、熟地黄、川芎各15克，防风、侧柏叶、淫羊藿、女贞子、莱菔子各10克，珍珠母25克，炙甘草6克。水煎服。此方适用于血虚风燥型脱发。患者脸色苍白，头晕眼花，精神不振，头发脱落甚至形成眉毛、睫毛、腋毛、阴毛等毛发全部脱落。

（5）逍遥散加减治疗。

治则：养血生发，滋补肝肾。

处方：当归、茯苓、白术、白芍各12克，薏苡仁30克，首乌藤（夜交藤）、何首乌各15克，川牛膝、黄柏、苍术各10克，炙甘草9克。水煎服。此方适用于头发突然成片脱落及大面积脱落者，并伴有失眠多梦、头晕目眩的中老年患者。

（6）酸枣仁汤（酸枣仁，茯神，知母，川芎，炙甘草）选加，熟地黄，龙骨，牡蛎，丹参，桑葚，羌活，当归，枸杞子。水煎服。

（7）"油风，突然脱发一大块者，多为肝火引起。用通腹之大柴胡汤"治之，或加石膏效佳，不可拘泥其证（《先哲医话》）。

（三）注意事项

（1）情绪稳定，勿急躁忧郁。

（2）避免过度熬夜劳累。

（3）防止惊吓。

（4）《黄帝内经》曰："多食甘，则骨病而发落。"

二、脂溢性脱发

俗称男性脱发。脱发主要发生在前头及顶部，经过几年后额上部和顶部会全脱光。临床女性少见。这里笔者特别提醒：凡青年男性35岁以后，头发逐渐由前向后稀疏脱落者，且脱发处皮肤发光亮，以及谢顶脱发，临床验证，这种脱发多为家族遗传所致，不必治疗，勿盲从广告夸大宣传（图3-40~图3-42）。

（一）自疗

（1）口服雷公藤片。

（2）验方外用：透骨草、侧柏叶、皂荚、百部各30克。75%酒精或低度白酒浸泡48小时后外擦患处。每日3~5次。

（3）霜桑叶、麻叶各50克研末，75%酒精浸渍7天后用药水外擦，每日3次。

（二）医生指导治疗

（1）口服中成药：首乌片。

（2）验方治疗：生地黄30克，茯苓、猪苓、萆薢、炒白术各15克，川芎、泽泻、桑白皮、桑葚、熟地黄、夜交藤、车前子、制黄精、龟甲、山楂各10克。水煎服。每日1剂。早晚分服。

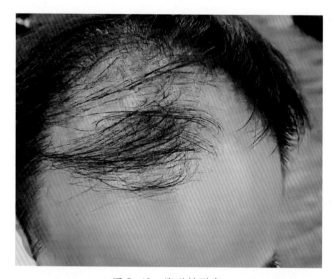

图3-40　脂溢性脱发

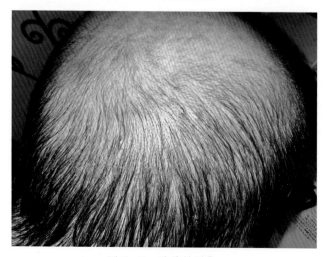

图3-41　遗传性脱发

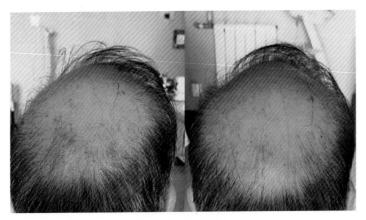

图 3-42　谢顶脱发

（3）清火凉血治疗。

方用：三黄汤加减黄连、黄芩各25克，栀子10克，大黄15克。水煎服。此方适用于头皮发痒，头顶部脂溢多且有焦味，并伴有大便秘结者。临床多见于身体强壮的中年男性脱发。一般3~5剂可治愈。注：黄连9克以上泻火解毒，6克以上则燥湿理中，3克以下为苦味健胃之品。

（三）注意事项

（1）常干梳头，勿用冷水洗头。

（2）尽量少食辛辣肥厚食物。

（3）心情舒畅。大便勿燥。

三、营养性脱发

也称病后脱发，虚性脱发。全头发质干枯无色泽，稀疏脱落，用手抓或梳头时伴有断发掉落，无自觉症状。此病多见于产后虚弱，久病体差，慢性腹泻，营养不良等。

（一）自疗

食疗：黄芪60克，当归50克，党参30克，丹参15克，枸杞子20克，乌鸡1只，炖煮食肉饮汤。

（二）医生指导治疗

（1）中成药：人参养荣丸。

（2）十全大补汤加减治疗。处方：炙黄芪、淫羊藿各20克，党参、制黄精、熟地黄、合欢皮各 15 克，茯神、当归、何首乌各 12 克，黄芩、炙甘草各 6 克。水煎服。每日 1 剂。

（3）青年早老性脱发，用生代赭石 300 克研末，制丸或胶囊，每日 2 次，每次 3 克，坚持百日可望治愈（《临证本草》引录《新医学》）。

（三）注意事项

（1）积极参加体育活动，多晒太阳。

（2）有慢性疾病应及时配合治疗。

（3）勿接触对头发、皮肤有害的化学物品。

第六节　眼角高危痣

此病常发生于老年女性的眼角部位。临床不同年龄性别均可见，或长在身体其他部位。建议尽早去医院切除病检治疗，防止以为是普通黑痣或疣，采用简单治疗方法而误诊（图 3-43~图 3-46）。笔者临床见到有几位老年女性因误诊治疗，导致皮肤溃疡久治不愈加重夺命。其实此病为皮肤癌（图 3-47）。

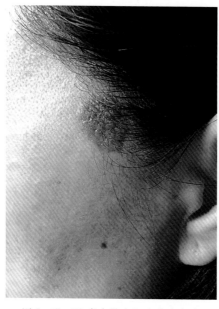

图 3-43　39 岁女性太阳穴处高危痣

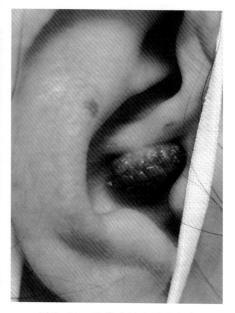

图 3-44　40 岁女性右耳高危痣

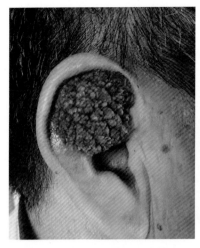

图3-45　60岁男性右耳高危痣

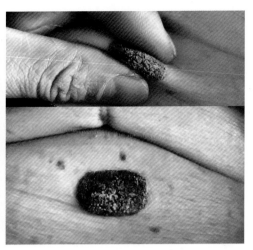

图3-46　躯体高危痣

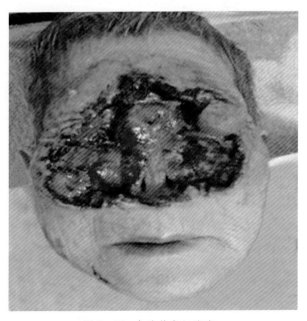

图3-47　皮肤基底细胞癌

第七节　皮脂腺增生瘤

　　本病是一种良性器官样肿瘤，由分化不完全的皮脂腺增生引起，有人从初生后不久即可发生。临床无自觉症状。一般为单发圆形坚实结节，也有大小不一的小叶组成许多形态。常见于头面或者头皮毛发内，生长缓慢，皮损表面光滑，呈肉色或蜡黄色结节。建议尽早手术、激光处理或在医生指导下采用药物腐蚀治疗（图 3-48~图 3-50）。还有皮脂腺增生呈多形态小叶状蜡黄色结节样，治疗对比图见图 3-51~图 3-52。

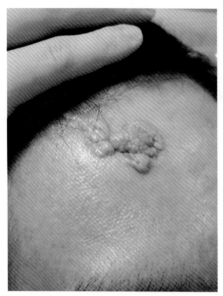

图 3-48　额头皮脂腺增生瘤

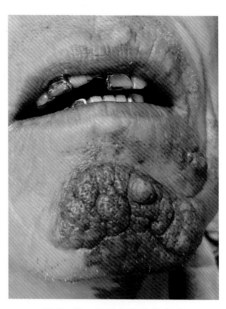

图 3-49　下巴皮脂腺增生瘤

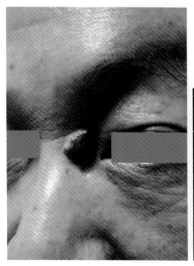

图 3-50　内眼角皮脂腺增生瘤

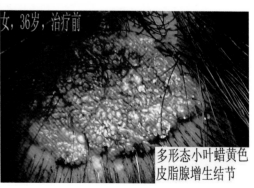

女，36岁，治疗前

多形态小叶蜡黄色
皮脂腺增生结节

图 3-51　头顶皮脂腺增生治疗前

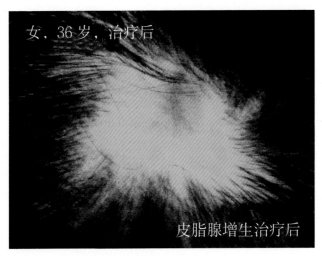

图 3-52 头顶皮脂腺增生治疗后

第八节 甲沟炎

甲沟炎,中医病名为"脱甲疳""指疔""沿甲疔""蛇头疔""代甲"。主要发生在甲沟及甲根部,多由刺伤甲沟,指甲嵌入肉里等引起(图 3-53~图 3-54)。临床表现为在指甲周围软组织红肿,溢脓少而稠,甲周一侧肿胀疼痛,严重时指甲脱落。

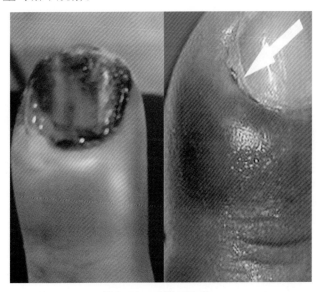

图 3-53 手指甲沟炎

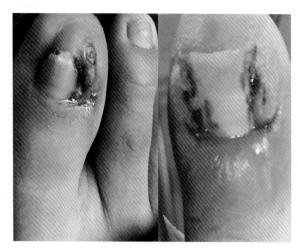

图 3-54　足拇指甲沟炎

（一）自疗

（1）口服消炎药，如阿莫西林片。

（2）外用抗生素软膏，如红霉素软膏、氯霉素软膏。

（3）三七粉外敷。

（4）民间方：猪苦胆 1 枚，去掉胆汁后，套在患指端上即可。

（5）新鲜芦荟叶捣烂取汁涂在皮损处。或把鲜芦荟叶用火烤软，用刀开口后套在患指上，每日更换 1 次。

（二）医生指导治疗

（1）严重时抗生素静脉注射。

（2）中药五味消毒饮加减治疗。

处方：金银花、野菊花、蒲公英、紫花地丁、紫背天葵各 15 克，连翘、丹皮、赤芍、栀子各 12 克，天花粉 10 克，甘草 6 克。水煎服。

（3）仙方活命饮加减治疗。

处方：金银花 15 克，赤芍、天花粉各 12 克，乳香、贝母、白芷、生地黄、陈皮、丹皮、皂角刺各 10 克，当归 9 克，大黄、甘草各 6 克。水煎服。

（三）注意事项

（1）换药时保持伤口清洁。

（2）不小心扎伤甲周时勿沾水，以防感染。

（3）易患足大蹬指甲沟炎者，穿鞋要宽松，以免逼甲扎进肉里，导致甲沟炎复发。

第九节　睑黄瘤

　　睑黄瘤，中医病名为"橘皮痣"。临床多见于中老年较肥胖的男女（图3-55~图3-56）。皮损常在上眼睑内眦部多见，呈对称性。触之柔软呈黄色丘疹或斑块，绿豆大小，单个或多个分布，无自觉症状。另外，若眼周散布许多硬颗粒状皮色小丘疹，为皮肤病汗管瘤（图3-57）。临床女性多见，应同睑黄瘤鉴别区分。

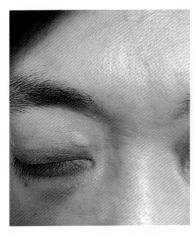

图 3-55　女性睑黄瘤

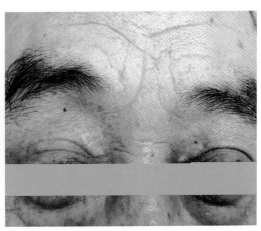

图 3-56　男性睑黄瘤

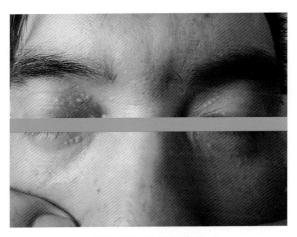

图 3-57　眼周汗管瘤

（一）自疗

（1）口服：大山楂丸之类消食中成药。

（2）鸦胆子油外擦。

（3）生姜切片涂食醋外擦。

（4）鲜山楂切片取汁外擦。

（二）医生指导治疗

（1）严重者可考虑用激光、冷冻治疗。

（2）内服降脂散瘀药物。如降脂片，山楂片等。

（三）注意事项

（1）少饮高脂肪食物，控制饮食，是防止睑黄瘤之关键。

（2）勿乱用药物腐蚀，以免感染或留瘢痕。

第十节　口腔溃疡

口腔溃疡，中医病名为"口疮""口疳"等。主要发生在上下内口唇、口腔内黏膜、舌缘处（图3-58~图3-60）。临床表现为圆形或椭圆形皮疹，似黄豆或绿豆大小，边缘清楚，呈红斑溃疡，周边有红晕，表覆薄膜，单发或多发，散在分布，进食刺激疼痛，常反复发作，迁延日久，愈后无瘢痕。为思虑过度，失眠多梦，心脾受损致实火妄动所形成。另外，临床发现，口腔溃疡有明显的遗传倾向。

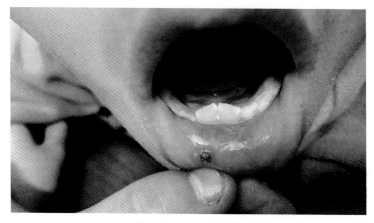

图3-58　下口唇溃疡

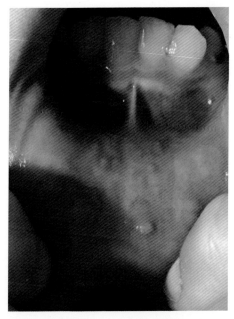

图 3-59 下口唇多点溃疡

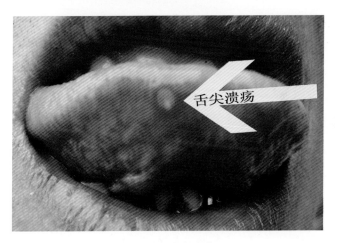

图 3-60 舌尖溃疡

（一）自疗

（1）新鲜冬青树叶，口内慢慢嚼烂不咽。每日数次。

（2）蒲黄适量，温水化开漱口。每日数次。

（3）黄连 10 克，水煎漱口。

（4）海带丝拌白糖食用效佳，对慢性咽炎也有效果。

（5）淡竹叶、灯心草各 10 克，水煎当茶样服用。

（6）药店售口腔溃疡膜外贴患处。

（7）鲜芦荟叶洗净烘干，研成粉末涂于口腔溃疡处，每日数次，约 7 天可愈。

（8）小儿口腔溃疡，细辛适量研成细末，取 3~5 克，加面粉调糊捏为饼固定在脐部，每日 1 次，一般 3~5 天可愈。

（二）医生指导治疗

（1）云南白药外涂患处。

（2）西药：维生素 B_2、谷维素、维生素 C 口服。

（3）中成药：六味地黄丸、牛黄解毒片、知柏地黄丸。体质差者可口服：归脾丸、补中益气丸。

（4）清热补血汤加减治疗。

处方：当归、白芍、川芎、熟地黄、麦门冬各 5 克，玄参、知母、黄柏、柴胡、丹皮、牛膝、五味子各 3 克。水煎服。

（5）甘草泻心汤（炙甘草 24 克，干姜 12 克，黄芩 20 克，人参或党参 9 克，黄连 3 克，制半夏 12 克，大枣）加炒砂仁 10 克，黄柏 9 克。水煎服。

另外，性急之人、瘦人的复发性口腔溃疡，用甘草泻心汤加竹茹 30 克，治疗效果佳。为厚土伏火治其本。甘草泻心汤治疗复发性口腔溃疡方中黄连改用胡黄连，因燥湿作用大于黄连。

（6）凡因放疗后出现的口腔溃疡、红斑者，用普济消毒饮治之效果理想。

（7）单方外用：中药细辛适量研末，凉开水调糊捏成饼状，放肚脐固定。每 2 天 1 次。本方适用于成人。

（8）口服：中成药或西药之类利尿药，对口腔溃疡均有理想效果。因利尿药能使体内火邪毒热从小便排出，迅速消除积热上蒸于口的溃疡而愈。

（9）口疮日久：牛蒡子 20 克，炙甘草 3 克，水煎待温慢慢咽下。

（10）老年人反复口腔溃疡，特点为皮损周围发白色，说明肾虚或虚火上行所致。用《千金翼方》卷 15 的十味肾气丸对证治愈，即桂附地黄丸加玄参、白芍。

（11）脾胃不和常犯口腔溃疡者，见舌苔必黄腻或白腻，甘草泻心汤合封髓丹具有清热化湿、培土伏火之效。多发性口腔溃疡者加川牛膝、干姜（或肉桂），以引火归原，阴阳平衡治之。口咽干者加石膏；心烦明显者加生地黄。

2020年4月15日下午门诊，贾某，男，65岁，主诉：他两年前来门诊看顽固性口腔溃疡，吃了10剂药，病愈后两年没有复发，又说，口腔溃疡病伴随折磨他50多年了，从来没有连续好过10天；前几天吃肉蛋多了，病又复发了。观舌尖、舌两侧各有一个小红点，舌尖鲜红色，舌苔黄厚。处方：潜阳封髓丹加竹叶、龙骨、牡蛎，7剂。19日专门查阅此患者病例，为2018年4月18日首诊。原处方是甘草泻心汤加砂仁、黄柏、肉桂。水煎服。另用细辛50克，研末，分5份，凉开水调饼状布包，夜间固定双足涌泉穴处。此经方对贾某复发性口腔溃疡效果好，但以前给其他患者也有用之，也有效果不理想者，可见，为医者辨证用方之难也！值得进一步研究深思。

（12）顽固性口腔溃疡经验方。

潜阳封髓丹组方：龟甲25克，制附子30克（先煎），砂仁15克，黄柏12克，甘草6克。临床治疗加生龙牡、磁石各15克，麦门冬15克，黄连3克，知母10克，白芍10克，炮姜、肉桂各6克。水煎服，效果好。治疗期间忌辛辣刺激凉食物。本方加龙骨之意，正如岳美中所言：龙骨能引逆上之火，泛溢之水，下归其宅。

2020年4月7日上午，西安益群中医门诊，男，81岁，主诉：口腔溃疡反反复复30余年了，从未完全愈合过，后来经西医牙医双方建议，认为是牙齿磨蹭造成的溃疡，但拔了几颗牙齿仍然溃疡（图3-61）。观舌质红，脉沉细长，用手电筒观察口腔左侧黏膜有杏核大肿块，肿面中央有绿豆大小的红色溃疡伤面，影响进食。用潜阳封髓丹加重黄连、黄柏。7剂，水煎服。14日复诊，老人高兴地说，服药2天后，吃饭没有痛感了，用手电筒观伤口愈合，肿块也消失了。再守方加知母、白芍、肉桂、炮姜，7剂，以固疗效。中医难中医难，难在辨证和用量上。

（13）上腭干燥，多饮水也无法缓解，自觉干燥难忍，严重者出现红斑块（图3-62），为虚火上炎后致。某女，58岁，自诉：口腔上天花板（上腭）干燥难忍，自觉干燥冒火样，并有痛感4个月左右，多次医院化验治疗后没有效果。经笔者问诊、望诊、切及脉浮大。断为阴虚火旺上行所致。用清热滋阴的玄麦甘桔汤7剂，水煎服，后病愈。

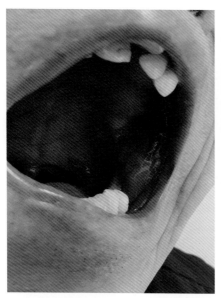

图 3-61　81 岁男性口腔片状溃疡

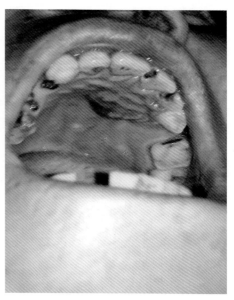

图 3-62　上腭干燥难忍

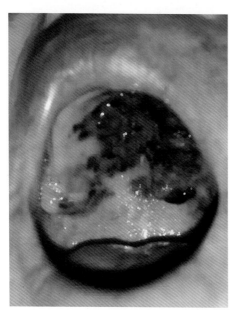

图 3-63　疑似口腔癌

而口腔内出现黑色溃疡面变化，用药乏效，应该积极去医院检查排除口腔癌（图 3-63）。

最后，这里介绍一下口腔常见的热毒素盛、内蕴心脾所致的小儿鹅口疮病（图 3-64、图 3-65）。心为舌苗，脾络于舌，热毒循经上扰，熏灼于口，才会出现此病，小儿管理不周，口腔卫生不洁，加之积食，体弱，皆可诱发此病。严重者，可因口腔糜烂，且不易清除白屑，引起疼痛，致小儿哭泣不止，如果治疗不及时，发展到咽喉部位，可壅塞喉咙，危及小儿生命。

由于小儿吃中药觉苦，咽之又困难，临床治疗多采用外治，验方：①中药细辛 15 克；或吴茱萸 20 克，细辛 15 克，研末混合，分 3 次，食用醋调成饼状，固定小儿肚脐，每日更换 1 次。②活蚯蚓 2 条，水冲干净，放碗中，撒适量白糖，待渗液后，用棉棒蘸蚯蚓渗液外涂患处，每日 3 次，坚持治愈。③用中药决明子 6 克研末，沸水调糊，棉棒蘸涂病灶处。坚持治病。

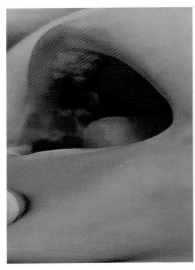

图 3-64　6 个月小儿上腭鹅口疮

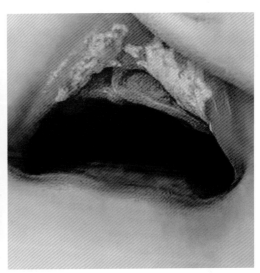

图 3-65　6 个月小儿上唇鹅口疮

（三）注意事项

（1）少食辛辣刺激食物。

（2）积极治疗胃肠道性疾病。

（3）凡因顽固性口腔溃疡，服用凉性药（含抗生素）时间长而不愈者，应口含一小片肉桂。因凉药过多，肉桂大热，故能助疮面愈合。

第十一节　痛风

《金匮要略》把痛风病定为"历节"。唐代把痛风病称为"白虎病""白虎历节"，就是说发作时像被老虎咬住一样痛苦。《丹溪心法》曰："痛风者，四肢百节走痛，他方谓之白虎历节风症。"朱氏是第一个命名痛风的医家。痛风病机多为脾虚湿热。痛风论治前贤曰："热痹之证，肌肉热极，唇口干燥，筋骨痛不可按。"《中医内科学》曰："关节疼痛，灼热红肿，发热，口渴，烦躁不安，汗出，恶风，舌质红，舌苔燥，脉滑数。"根据以上病机症状，治则：清热利湿化痰，通阳祛瘀凉营治之。具体分析病情加减而定。临床证实，痛风以男性为最多见，临床男女比例为20：1。以足大拇指关节多见（图3-66）。也可见于手指等关节发病。分为急性发作期和慢性期，疼痛多在夜间加重，以肿胀热痛为特点。多见于肥胖男性和爱吃海产品等肉类食品者。

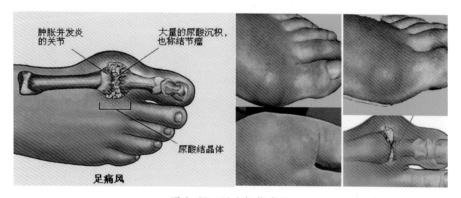

图 3-66 足大拇指痛风

（一）自疗

（1）西药：止痛药有秋水仙碱。降尿酸药有非布司他、别嘌醇。

（2）中成药：大、小活络丹，金匮肾气丸，乌鸡白凤丸。

（二）医生指导治疗

1. 经方治疗

（1）五苓散加怀牛膝，对高血脂、脂肪肝、高尿酸、痛风者的肥胖减肥最有效。

（2）防己黄芪汤治疗痛风、痛风性关节炎、变形性膝关节炎、类风湿性关节炎、风湿性关节炎、身重及腰以下肿均有效果。

（3）脚趾红肿疼痛难忍的痛风，甘草附子汤治疗效果好。

（4）"痛风者，风热入骨节也，用麻黄汤或桂枝芍药知母汤治之，表证罢，当以禹功散下之。"（《先哲医话》）。

2. 时方经验方治疗

（1）痛风性关节炎，可用二妙丸（苍术30克，黄柏10克）加大黄10克，水煎服。每日1剂。

（2）车前子10~15克，或车前草30~50克，水煎服，治疗痛风及水泻效果好。

西医认为，痛风是嘌呤代谢紊乱所引起的病痛。临床以高尿酸伴痛风性急性关节炎反复发作为特点。车前子（草）有利尿通淋之作用，对尿素及氯化钠、尿酸有排泄作用，从而纠正嘌呤代谢紊乱，所以，当茶水样长服行之有效果。一般1个疗程坚持20天左右。

（三）预防与调护

（1）防感冒，保暖。

（2）少食或不食海产品、大豆类等嘌呤高的食物。

（3）忌久站久坐，以及过度劳累。

第十二节　颜面发红发烫

颜面发红发热又发烫，临床多见青年女性，也偶见男性，主要出现在双脸颊及颧骨额头处。发热时脸面有憋胀似火烤一样难受，患者常用冷敷来缓解，有痒感，严重者并伴有丘疹。此病临床上易反复。实践证明，西医治疗没有理想之法，难以找到病因，总在用激素上打流转，易误诊为激素皮炎、湿疹、过敏性皮炎，往往用药乏效，甚至住院治疗也无法治愈。而中医治疗能很快找准病因予以治愈。笔者临床遵循前贤巢元方的《杂病源流犀烛》曰："颜面诸疾，皆从胃治，胃经实火，内不得清，外不得泄，郁于肤表。"李东垣曰："饮食不节则胃病，胃病则气短，精神少而生大热。有时而显火上行独燎其面。"《黄帝内经》曰："面热者，足阳明病。"《金匮要略》曰："若面热如醉，此为胃热上冲熏其面，加大黄以利之。"《卫生宝鉴》曰："面热似醉需用大黄，此类患者往往有潮热，面烘热，切莫以阴虚视之用药。"又说："其人素膏粱，积热于胃。阳明多血多气，本实则风热上行。诸阳皆会于头，故面热之病生矣。"吴鞠通曰："石膏清肺胃之热，知母清金保肺而治阳明独胜之热。"又曰："石膏，此十二经泻火之药也。斑疹出于胃，也有诸经之火助之，故，重用石膏直入胃经，使其敷布于十二经，退其淫热。""以白虎汤保肺清金，峻泻阳明独胜之热，使不消铄肌肉。单以桂枝一味，领邪外出，作向导之官，得热因热用之妙。"刘渡舟教授说："古人认为阳明胃火上走于面，其实而又与肺热往往相并，或时疫客于高巅相互为疾。"颜面发热发红发烫，教科书中没有这样的病名和治疗现成方，这就要求临床医生按照前贤的理论原则和思路方法加以解决，为患者祛除疾病服务，这才是真正的实医（图3-67~图3-72）。

一、前贤治疗用药经验理论

（1）《卫生宝鉴》："面热似醉需用大黄，此类患者往往有潮热，面烘热，切莫以阴虚视之用药。"

（2）《金匮要略》40条曰："若面热如醉，此为胃热上冲熏其面，加大黄以利之。"此属阳明胃气盛则面热如醉，是胃气之热上熏，故，加大黄以利之。如果多唾口燥，手足厥冷，面热似醉，说明大寒伤阳，为虚阳上浮，应加以区别。

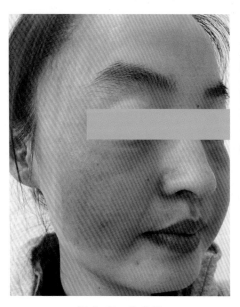
图3-67　脸发烫

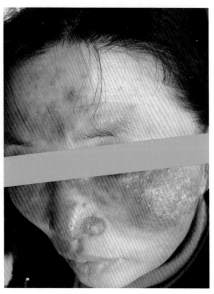
图3-68　脸发烫丘疹

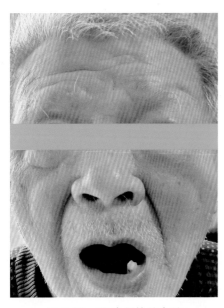

图 3-69　76 岁男性脸发烫

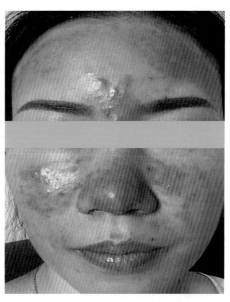

图 3-70　颜面发烫丘疹治疗前

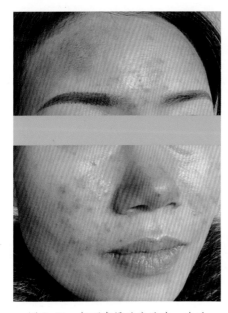

图 3-71　颜面发烫丘疹治疗一次后

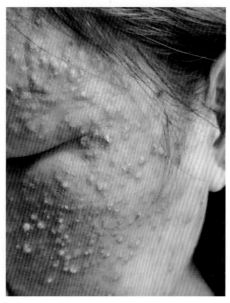

图 3-72　脸发烫化脓

（3）调胃承气汤加水牛角丝，黄连治面部燎热之证，为心胃火盛所致（《张氏医通》）。调胃承气汤主要作用是排出体内的毒热和毒素，若不加甘草，4 小时即可排之，达不到排毒作用，加甘草后，使药温和，药效延长到7~8小时才拉出去,就起到了泄毒作用。调胃承气汤是为了泄热毒,而不是为了排便。而小承气汤是以通便为主。

(4)头面出现丹毒,用黄连解毒汤加生大黄10克,板蓝根、大青叶各30克。

(5)温湿引起的颜面发烫。用凉膈散泻火通便治之效佳。为上中焦热邪积盛所致,故《医方考》曰:"火郁上焦,大热面赤者,凉膈散主之。"

(6)《成方便读》曰:"火邪至上,中二焦与胃中宿食渣滓之物结而不散,则为以上种种诸证。"此方贵在散剂,现多用于汤剂。

(7)面上燎疱,宛如火烫,大小不一,有红有白,有紫黑相间,病不可忍,破流清水,亦有流血水者。宜清瘟败毒散,重石膏,黄连,竹叶,连翘,加天花粉治疗(《温热经纬》)。

(8)白虎汤退一切高热病。方中石膏味辛性寒。《别录》云:"三焦大热,皮肤热……解肌发汗,止消渴烦逆。"说明石膏不但能清内热,而且能退皮肤发热,同时还能解肌疏表,使内蕴之热,息息透表而出。《神农本草经》《别录》云:知母"消渴热中""伤寒,久疟,烦热"。故,石膏、知母合用,退一切高热,效果都好。寒凉之品久服伤胃,所以方甘草、粳米和胃气而攘外邪。《温病条辨》解:"石膏清肺胃之热,知母清金保肺而治阳明独胜之热。"

"石膏,此十二经泻火之药也。斑疹虽出于胃,也有诸经之火助之,故,重用石膏直入胃经,使其敷布于十二经,退其淫热。"

余师愚:"石膏味寒,大清胃热,味淡而能表肌热,体沉而降,能泄实热。恍然大悟,非石膏不足以治热疫,遇有其疫,辄投之,无不得心应手,三十年来,颇堪自信。"

吴鞠通解释:"以白虎汤保肺清金,峻泻阳明独胜之热,使不消铄肌肉。单以桂枝一味,领邪外出,作向导之官,得热因热用之妙。"

《医方考》曰:"血实则身凉,血虚则身热。或以肌困劳役,虚其阴血,则阳独治,故令肌热、目赤、面红、烦渴引饮。此证纯象伤寒白虎汤之证,但脉大而虚,非大而长,为可辨尔。"

(9)头面部皮肤搔之出现麻痒有蚁行感者,为气血不能上养之,用补中益气汤治之即愈。

（10）面肿曰风，两颊赤肿如沸。酒调消风散，或羌活、防风、升麻、白芷、牛蒡子、葱白、豆豉汗之。风热面肿痛，升麻汤（升麻，苍术，荷叶）加白芷、连翘、薄荷、荆芥。面寒为阳虚阴寒郁遏所致，升麻汤加附子治疗（《景岳全书》）。

二、笔者临床治疗病例说明

2018 年 10 月 16 日下午，西安小寨雁塔藻露堂中医医院门诊，一位整形医师带来了一位 36 岁女患者，主诉：今年夏天，因用仪器祛斑美容后，全脸红胀而发烫，起密密麻麻大小不等的丘疹，治疗前后对比见图 3-73、图 3-74。到某医院皮肤科诊断为过敏性皮炎，也做了过敏原测试，但治疗了多次仍然没有效果。用手背触摸患者脸膛，的确发烫感明显。观患者舌质鲜红干燥，脉较洪大，综合判断后处方：生石膏 30 克，知母 10 克，山药 15 克，甘草 9 克，桂枝 12 克，水牛角丝 60 克。水煎服，7 剂。2018 年 10 月 23 日下午，患者来门诊复诊，全脸色泽正常，发烫感消失了，以前丘疹也缩小了。她高兴地说，为这张脸，她都快要抑郁崩溃了，再不行她就准备同老公去上海看病。我说那花费太大了！她说，她西安有几套房产！曲江也有房子，开公司做生意，脸影响太大了。我看患者脸上仍留有少量小丘疹，给开了桂枝汤合过敏煎善后调理治疗。患者老公在一旁问我说，大夫，病几乎好了，我们很高兴，中医老讲阴阳五行，能否讲一下它治好病的简单道理啊？给解释：中医阴阳五行是一种平衡医学，就是把人体自然不平衡，通过药物纠正平衡的医学，是对证治疗，是先救人再治病，而不是先治病再救人的简单对症治疗。

体会：脸颊及颧骨发烫难治疗时，辨证方中须加能引火下行之灵性的水牛角丝 60~120 克，甚至量更大才能速见效。这是此病治疗困难的不传之秘。水牛角量大出现腹泻时随证加减处理。

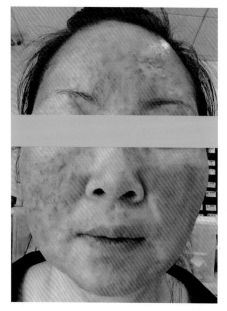 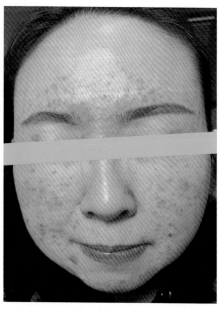

图 3-73 颜面发烫丘疹治疗前　　　　图 3-74 颜面发烫丘疹治疗一次后

第四章　物理性及寄生虫动物性皮肤病

第一节　冻疮

　　冻疮，主要发生在手足掌部、颜面、耳部等暴露部位。临床症状初起局部发红肿胀，边界不明，后慢慢多呈紫红色，遇热后有明显的瘙痒感或剧痒感觉，受损部位因气血不流畅可发生水疱，致使溃烂。冻疮只发生在寒冷季节，天气转暖会渐渐自然痊愈（图4-1~图4-3）。

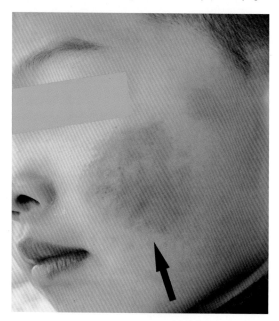

图 4-1　少儿脸颊冻疮

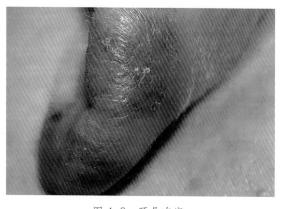

图 4-2　耳朵冻疮

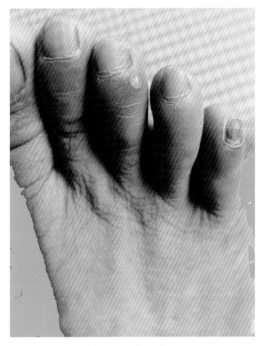

图 4-3 脚趾冻疮

（一）自疗

（1）注意保暖，冻疮膏外涂患处。

（2）冻肿时用生山楂100克，水煎泡足。每日2~3次。

（3）蜂蜜、猪油各适量混合外擦。

（4）对冻疮已溃烂者伤口，可以用蛋黄油外敷，效果理想。蛋黄油制取方法：取煮熟鸡蛋黄5~10个，或再多一些，在铁勺内压碎，放在火炉上，用小火炼压倾斜滴油在碗内，待凉装瓶备用。临床验证，蛋黄油外用治疗烫伤、头皮白癣等感染性皮肤病极妙，值得推广。也可以上网查阅炼制蛋黄油的方法。

（5）中药马勃适量研末，高压灭菌装瓶备用。外敷治疗冻疮溃烂效果好。

（6）红霉素软膏，外敷冻疮溃烂伤口。

（二）医生指导治疗

（1）芫花、红花各30克，生山楂10克，肉桂6克。75%酒精适量，泡48小时后外擦。用大拇指指肚，频频蘸药水反复在冻肿处擦磨，以患处发热为度。本方适用于皮损未溃者。连续3天用此方法后，皮损即可变瘪消肿。

（2）精制大黄粉适量，敷在冻疮溃烂处。每2天换药1次。临床效果胜于抗生素软膏。

（3）红花、桃仁、当归、桂枝、大黄各30克，三棱、莪术、苍耳子、马齿苋各20克，生山楂15克。水煎后，待热浸泡患冻疮的双手双足。每日2次。每次半小时左右。

（4）细辛、红花各30克，研末调糊成膏备用。适用于冻伤红肿者外涂。有溃烂疮面者勿用。

（5）当归四逆汤（《伤寒论》）加减治疗。

治则：温经散寒，养血通脉。

处方：当归、桂枝、白芍各9克，炙甘草、木通各6克，大枣5枚。水煎服。

加减：鸡血藤30克，吴茱萸8克，干姜、细辛各5克。本方适用于习惯性冻疮者。对预防冻疮有明显效果。

（6）中成药：人参养荣丸口服，可预防冻疮，适用于体质差者。

（三）注意事项

（1）增强体质。

（2）冻疮乃天气严寒所致。注意保暖胜于治疗。

第二节　痱子

痱子，中医病名为"痱疮""热痱""痤痱"等。常在夏天高温环境下发病。临床开始皮肤发红，继而出现许多小的丘疹，形成密集成片状，自觉发痒，灼热，严重者可形成继发感染，导致发生化脓性毛囊炎或疖子。痱子分为三种，即白痱、红痱（含成人）、化脓性痱子，临床尤以红痱多见（图4-4~图4-6）。

（一）自疗

（1）绿豆汤代茶样服用。

（2）痱子粉外擦。

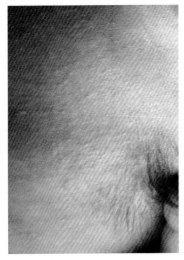

图 4-4 少儿头部痱子

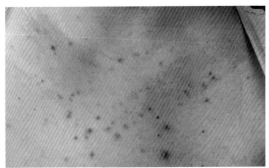

图 4-5 化脓性痱子

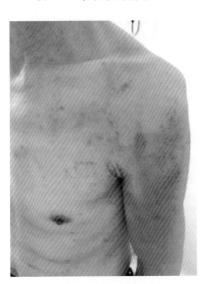

图 4-6 成人痱子

（3）地骨皮 10 克，水煎。当茶样服用。

（4）马齿苋、苦参、明矾、野菊花、滑石粉各 10 克。水煎外洗。

（5）鲜生姜捣汁或切片外擦皮损处。效果理想。

（6）鲜马齿苋榨汁外涂。或鲜马齿苋 500~1000 克，水煎后待热，以患者皮肤能忍受为度塌洗，此方对反复发作者效果理想。

（7）痱子瘙痒时，中药升麻 10 克，水煎服，并外洗。每日 2 次。

（8）小儿痱子者，用黄瓜榨汁或西瓜皮外擦。效果理想。

（二）医生指导治疗

（1）藿香正气水外擦。

（2）滑石粉、绿豆粉各等量拌匀，外擦。

（3）芒硝 100 克，开水化开后，待温洗痱子处。效果理想。此方也适用于幼儿痱子者。

（4）口服抗过敏药。

（5）清暑御热汤加减治疗。

处方：青蒿 15 克，藿香、竹叶、金银花、马齿苋、白茅根、野菊花、蒲公英各 12 克，黄柏、薄荷（后下）、甘草各 5 克。水煎服。

（三）注意事项

（1）衣着宜宽松，保持皮肤清洁干燥。

（2）常适量饮用清热饮料，以解暑湿。

（3）痱子严重时，勿乱用软膏之类药物，以免油脂堵住毛孔，使皮下热量难以排出致痱子加重。

（4）勿将痱子与脓疱疮相混淆。脓疱疮是由金黄色葡萄球菌，或链球菌感染所引起的，也称黄水疮。本病有自体接种或通过接触传染，易在儿童中传播。多发于夏秋两季节，常见于颜面、口周、鼻孔周围及四肢，有不同程度瘙痒，皮疱损害有下垂感。也可由于痱子、湿疹继发感染后引起脓疱疮病（图 4-7）。临床用黄连研末，适量香油调糊涂患处。效果理想。

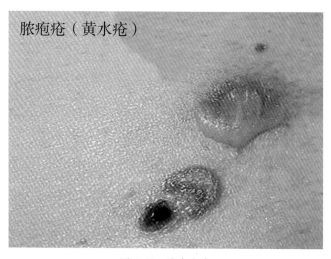

脓疱疮（黄水疮）

图 4-7　脓疱疮病

第三节　鸡眼

鸡眼，中医病名为"肉刺""鸡眼"等。主要发生在足掌摩擦及受压部位。常见于脚底、趾间、足小指外侧，见图4-8。皮损为圆锥形角质增生硬结，呈浅黄或灰白色，坚硬，表面光滑或稍隆起，受压或碰撞时，真皮乳头层内的末梢神经会受到刺激而有明显疼痛感，病程缓慢。

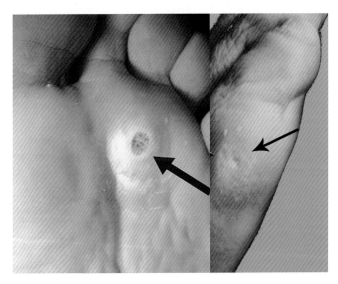

图4-8　鸡眼

（一）自疗

（1）鸦胆子去壳捣烂外敷，每2天1次。

（2）鸡眼膏外贴。

（3）热水泡至皮损发软后，削去鸡眼厚皮，然后用鲜葱叶内膜贴在皮损处。

（二）医生指导治疗

（1）生半夏适量研末，敷在削去死皮的鸡眼上后，用胶布固定包扎。每3天更换1次。

（2）胶布剪1个鸡眼大小的小口后，贴在皮肤上，涂上适量的水杨酸后，再用胶布固定。3天更换1次。

（3）取蓖麻子1粒，去皮后用针扎起，小烤使其有出油样，待凉压扁敷在削好死皮的鸡眼上，胶布固定。2天1次。1次止痛，一般3~5次鸡眼即可坏死脱落（图4-9）。此方法极妙。笔者临床常用。比激光冷冻手术效果理想。

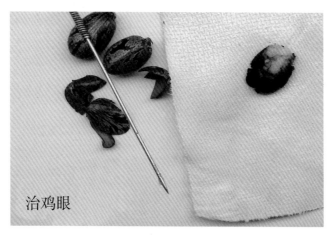

图 4-9　烤蓖麻子

（4）蜈蚣1条研末，同香油调糊，敷在削好鸡眼死皮的皮损上，胶布固定，3天更换1次。

（5）地骨皮、红花各等量研末，敷鸡眼上固定，每2天1次。

（三）注意事项

（1）鞋不要太夹脚。

（2）避免脚掌局部受压。

第四节　胼胝

胼胝，中医病名为"脚垫""膙子"等。主要发生在足掌跖部位（图4-10）。皮损呈蜡黄色扁平状，或微微隆起呈局限性角质肥厚性斑块，质硬，边界清楚，中央较厚而周围薄，行走时受压疼痛，病程缓慢。

（一）自疗

（1）削去死皮后，用30%水杨酸软膏敷患处包扎。每2天1次。

（2）鸡眼膏外贴。

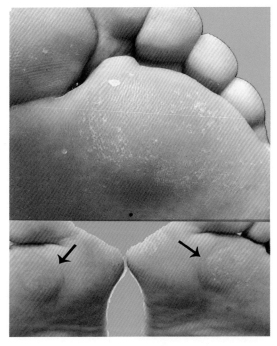

图 4-10　胼胝

（3）生半夏粉适量，调膏后外敷包扎。每 3 天更换 1 次。

（4）热水泡软后除去外部死皮，取适量蓖麻子捣烂敷患处，胶布固定。每 3 天更换 1 次。

（二）医生指导治疗

中药泡足疗法：红花、地骨皮、透骨草、生山楂、丹参、板蓝根、商陆、牛膝各 20 克。水煎泡足。每日 2 次。泡软后削去死皮即可。

（三）注意事项

纠正足部行走不正确姿势。穿舒适的软鞋，尽量减少摩擦挤压。

第五节　手足皲裂

手足皲裂，中医病名为"皲裂疮"。主要发生在手部及足部。皮损干粗皲裂，严重者裂口疼痛明显，影响生活和工作（图 4-11、图 4-12）。

（一）自疗

（1）胶布或伤湿止痛膏外贴。

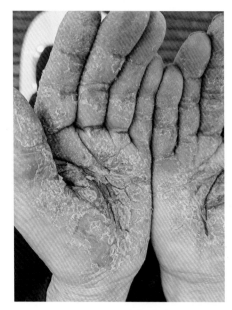

图 4-11　手掌皲裂

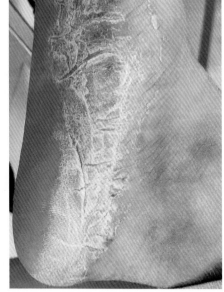

图 4-12　足掌皲裂

（2）黄豆粉适量，用红霉素软膏调成糊状外涂患处。

（3）熟羊油外涂皲裂口皮损处。

（4）尿素软膏外涂。

（5）甘草油外涂（甘草 20 克，投入植物油 200 毫升内浸泡 24 小时后，小火炸枯甘草后，滗渣待凉备用）。甘草油外涂能治一切干燥脱屑性皮肤病。

（6）甘草、白及、黄芪各等量研极细粉，香油调成软膏外涂。

（7）大黄、白及各 60 克，生山楂 20 克，冰片 10 克。共捣烂成细末后，用蜂蜜调成糊状外涂患处。

（8）手掌脱皮，瘙痒，医用 75% 酒精泡和中药：甘草、刺蒺藜各 60 克，1 周后，用药水反复搓双手掌皮损处，坚持治愈。

以上自疗方法适用于轻度皲裂（图 4-13、图 4-14）。

（二）医生指导治疗

（1）手掌干性湿疹、干燥裂口，以及掌中红斑热痛，用三物黄芩汤（黄芩、生地黄、苦参）治疗。

（2）薏苡附子败酱散（薏苡仁 30 克，制附子 12 克，败酱 30 克）治疗鹅掌风效果好。病因在脾胃，阳明热盛，或寒湿内盛日久，发于肤外。

2022年6月30日下午门诊，男，39岁，主诉：左手掌心裂缝疼痛难忍，影响工作，多次去医院治疗，以及中医内服外用，均不见明显效果（图4-15），治疗1周后7月9日复诊对比见图4-16。

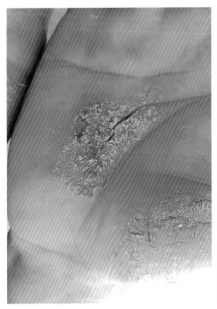

图 4-13　手掌皲裂轻症

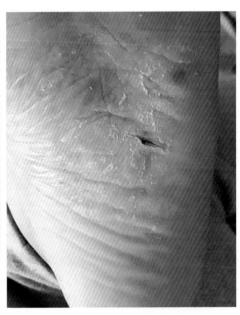

图 4-14　足掌皲裂轻症

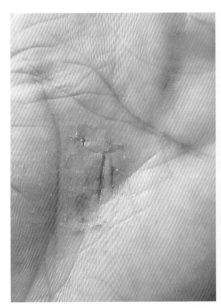

图 4-15　39 岁男性手掌心裂缝治疗前

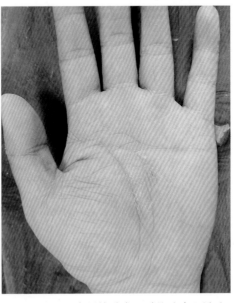

图 4-16　39 岁男性手掌心裂缝治疗 1 周后

（3）治疗鹅掌风，豆浆两大碗，川椒15克，透骨草15克，煎五六开，待热洗手约2小时，连用3~4次可愈（《中医验方汇编》）。

（4）中药内服治疗：熟地黄、生地黄各30克，当归、制黄精、玄参各15克，赤芍12克，黄芩、防风各10克，黄芪20克，炙甘草9克。水煎服，每日1剂，早晚分服。

（5）口服中成药：归脾丸。适用于血虚致皮肤干燥皲裂者。

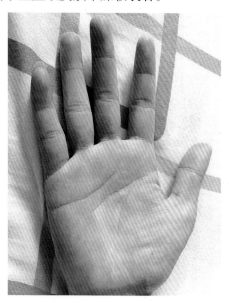

图4-17 少阳掌

（6）手掌四周鲜红明显，即十指腹、大小鱼际及掌周除掌心外红色，也称少阳掌（图4-17），为少阳湿热。方用叶天士《医效秘传》一书的甘露消毒丹治疗效果佳，又名普济解毒丹。此方又载于王士雄的《温热经纬》一书中。组成：滑石45克，黄芩30克，茵陈33克，藿香、射干、白豆蔻、连翘、薄荷各12克，川贝母、木通各15克，石菖蒲18克。记忆口诀：少阳手掌四周红，甘露消毒丹方治，藿母通滑翘菖荷，白蔻射干芩茵陈。

（三）注意事项

（1）进入冬季勿用碱性肥皂洗手。

（2）患病时，洗衣服时要戴橡胶手套保护。

（3）脚是人的第二个心脏。凡长期双足干燥皲裂之人，为心脏疾病所致，临床应积极配合治疗。凡儿童双脚皮肤发乌色而干燥者，为先天性心脏病所致。

第六节 烫伤

烫伤，中医病名为"水烫伤""烫火烧伤"等。烫伤是急性病。常易发生于暴露部位，严重者可发生在全身各处皮肤。烫伤烧伤疼痛难忍。I

度局部红斑充血红肿（图4-18、图4-19）。Ⅱ度伤及真皮，局部为大小不等水疱溃疡，且红肿（图4-20、图4-21）。Ⅲ度伤及肌肉及骨骼，皮损呈焦黑苍白色（图4-22）。

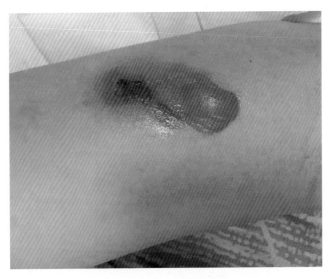

图4-18　小儿臂轻度烫伤

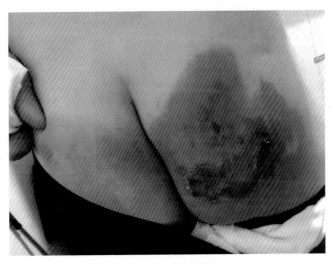

图4-19　臀部烫伤

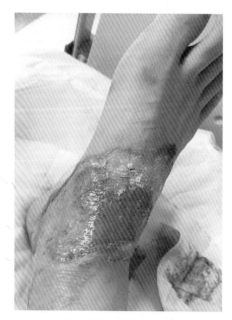

图 4-20　脚Ⅱ度烫伤

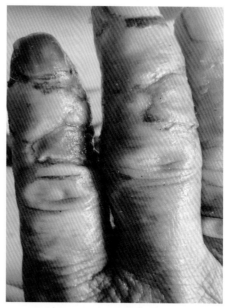

图 4-21　手Ⅱ度烫伤

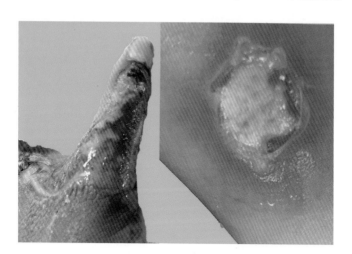

图 4-22　Ⅲ度烫伤

（一）自疗

（1）局部小面积烫伤时，应及时把伤处泡在凉水中，或埋在小麦面粉中，以防起水疱，也可止痛。大面积烫伤勿用冷水泡，以防火毒内攻脏腑。

（2）鸡蛋 4 枚取清，冰片 10 克，蜂蜜 50 克。拌匀后外涂烫伤处。

（3）大面积烫伤或婴幼儿烫伤，应及时送往医院治疗。

（4）水火烧伤后，用筷子在鸡蛋顶端扎一个小孔，取蛋清后，加入盐酸利多卡因注射液1支拌匀，外涂烫伤皮损处，有缓解疼痛之作用。

（5）药店购烫伤膏外涂。适用于小面积烫伤者。

（6）鸡油或蛋黄油外涂。效果理想。

（7）烫伤时若有水疱者，一定要剪除再涂药。

（8）夏枯草研末，香油调涂患部。

（二）医生指导治疗

（1）烧伤烫伤严重时，应及时用抗生素静脉注射给药，以防感染使热毒之邪攻击内脏。

（2）生地榆、生大黄、黄柏、白及、龙胆草各50克，冰片20克。上药共研细粉消毒备用。局部烫伤糜烂时，外敷药末适量，干燥者可用熟香油调成稀糊状外涂。

（3）黄柏、龙骨、乳香、生大黄、生地榆、虎杖各80克，冰片30克。以上共研极细粉末，用植物油调成糊状外涂。

（4）苦参120克，连翘40克，黄丹10克。以上共研细末，香油调糊涂患部。

（三）注意事项

（1）家里的热水瓶，及火炉要放在小孩不易接触的地方。加强防范意识教育。

（2）水、油烫伤及火烧伤宜采用暴露疗法，勿包扎。

（3）避免不规范治疗，以防感染后留下治疗棘手瘢痕，见图4-23。

（4）不要轻信偏方：①有几本医学经验方书上介绍"香油泡活蝎子治烧伤效果好"。笔者验证不可信。原方介绍："活蝎子（即全蝎）30~40条，入香油500毫升内，浸泡24小时以上或更长的时间，治疗烫伤时剪破水疱，涂上泡蝎油，伤面有蚁行感，疗效神奇，

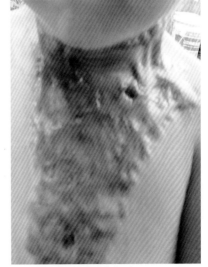

图4-23 大面积烫伤后瘢痕

结痂快，不留瘢痕。"

　　大约在1988年5月，笔者在一本医书上见到此方，当时以喜获宝，便在养蝎户处购来120条活蝎，分成3组，按介绍方法入3瓶浸泡存放阴凉处。3天后个别蝎子仍在油瓶内挣扎小动。七天左右后的半夜里，瓶盖"咚"地跃起老高，瓶中散发出难以言状的熏臭气味。事后，笔者顿悟，活蝎子体内含有足量水分，油水相容是发臭变质失败的原因。既是有锦绣善良之心，变质腐臭的蝎油怎敢"粗工凶凶"，莽涂在烫伤患者身上？然而此方在近年出版的个别医书中、报纸上仍然有推荐之，这种连自己都没有临床实践过的方子，极不负责地相传仿抄后患无穷，罪何自赎哉！②2009年8月30日（星期天），临近9月1日学生开学，有位年轻妈妈不知从什么地方看到一个偏方，说大蒜捣烂外敷脚下涌泉穴能治疗感冒引起的咽喉炎，就晚上睡觉前给8岁的孩子按偏方双脚包裹大蒜泥治疗咽喉炎。大约1小时，孩子叫喊脚烧痛难受，结果打开一看，脚被大蒜泥腐蚀成大水疱状，孩子疼痛无法行走，9月1日下午，约笔者前去家中一看（图4-24）。笔者便开生大黄15克，煅龙骨15克，共研细末，刺破水疱外敷，竟一次施药而愈。

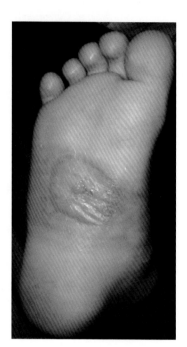

图4-24　大蒜泥腐蚀水疱

第七节　夏季皮炎

　　夏季皮炎，中医病名为"暑热疮""夏疖"等。也称"日晒伤""晒斑"等。主要发生在手背、四肢外侧、面部、下口唇、颈周围、背部及阳光能暴晒的部位（图4-25~图4-30），临床表现：在强光较长时间日晒后，发生水肿样红斑，严重者会起水疱，自觉灼痛、瘙痒，遇热瘙痒加重，愈后易留少量色素斑。每到夏季即可发病，可反复持续多年。日光性皮炎，中青年女性多见，夏天多见，暴露部位反复发生红斑丘疹瘙痒。严重者会起丘疹水疱，肿胀。其病因为强光高温逼迫湿热内生，热毒袭肤，而皮肤水肿过敏，使皮肤受损。

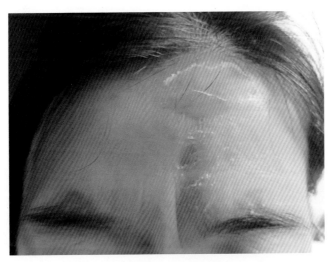

图 4-25　额头晒伤

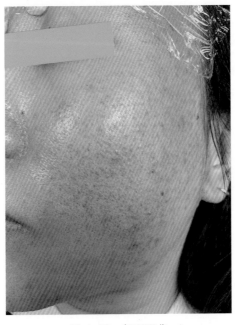

图 4-26　颜面晒伤

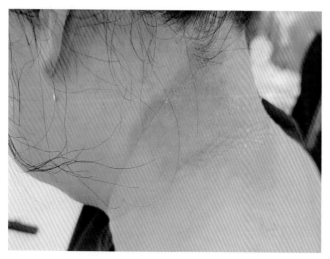

图 4-27 后颈晒伤

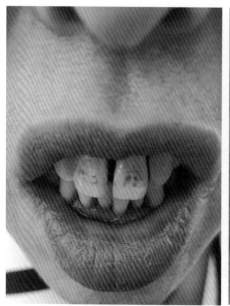

图 4-28 日光性下唇炎水肿

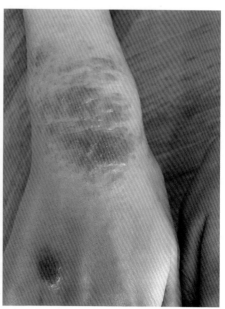

图 4-29 手背腕晒伤

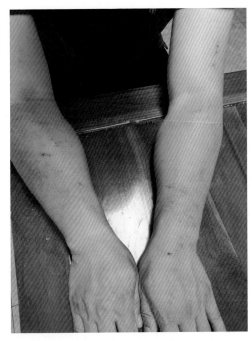

图 4-30　小臂晒伤

（一）注意事项

（1）预防大于治疗，保持皮肤清洁。

（2）有习惯性夏季皮炎的人，夏天强光下，若长时间户外停留、劳动、骑自行车，要打伞，穿长袖，戴草帽，不要光着膀子。同时要减少室外活动。

（二）自疗

（1）青蒿、马齿苋各20克，水煎待凉外洗。或马齿苋50克，水煎冷敷。鲜马齿苋量大。

（2）野菊花、甘草各10克。水煎待凉外洗。

（3）炉甘石洗剂外敷，或青蒿30克。水煎当茶样常饮用。

（4）苦参、野菊花、地肤子各50克，明矾10克，艾叶30克。水煎外洗。

（5）日晒伤严重有疮面时，可用烧伤油外涂治疗。清凉油外涂。绿豆汤夏天常饮。

（6）夏季皮炎，不宜外涂软膏之类药物，因为软膏油脂会糊住皮肤汗孔，使皮下热量难以散出，致使皮炎加重。

（7）黄芩、黄连、黄柏各 20 克。水煎冷敷。

（8）验方：青蒿 18 克，生地黄、白茅根各 30 克，车前草、野菊花、大青叶、马齿苋、地肤子各 15 克，丹皮 12 克，甘草 10 克。水煎服，每日 1 剂，早晚分服。适用于日晒伤严重者。

（9）中成药：二妙丸或防风通圣丸口服。

（10）苍术 20 克，生地黄、龙胆草各 15 克，大黄 10 克，水煎热化芒硝 60 克，待凉湿敷患处。

（三）医生指导治疗

1. 经方治疗思路选择

（1）《伤寒论》白虎汤（石膏 30~80 克，知母 18~30 克，甘草 6~10 克，粳米 30~40 克）加大青叶 30 克，玄参 15 克，水牛角丝 30 克，青蒿 25 克，丹皮 15 克，赤芍 15 克，独活 10 克，连翘 30 克。用法：水煎服（石膏 3 倍于知母用量）。

（2）《温病条辨》化斑汤（石膏 30 克，知母 10 克，玄参 15 克，水牛角丝 30 克，粳米 30 克，生甘草 15 克）加大青叶 30 克，生地黄 30 克，芦根 30 克。水煎服。

2. 时方治疗思路选择

（1）《杂病源流犀烛》荆芥连翘汤（黄连 5 克，黄芩 10 克，黄柏 10 克，栀子 10 克，川芎 10 克，生地黄 10 克，当归 15 克，白芍 10 克，枳壳 10 克，甘草 15 克，柴胡 12 克，防风 10 克，白芷 10 克，桔梗 10 克，薄荷 10 克，连翘 15 克，荆芥 10 克）。水煎服。

（2）《千金要方》犀角地黄汤（犀牛角、生地黄、芍药、牡丹皮）。

临床日光性皮炎治疗加减应用：选加紫草 30 克，茜草 12 克，旱莲草 30 克，大黄 10 克，蛇蜕 10 克（犀牛角可用水牛角代替）。

（3）一贯煎：北沙参 20 克，麦门冬 10 克，生地黄 15 克，当归 8 克，枸杞子 15 克，川楝子 12 克。临床治疗日光性皮炎加减应用：选加紫草，犀牛角，生、熟地黄，去川楝子。

（4）吴蓝叶散是治丹毒的特效方。主治：皮肤"红赤成片"。蓝叶即大青叶。

（5）刘方柏治疗日光性皮炎加减应用：大青叶 25 克，川芎 15 克，赤芍15克，知母12克，生地黄40克，升麻15克，葛根30克，石膏30克，栀子10克，甘草10克，玄参15克，黄芩12克，大黄10克，蝉蜕10克，紫荆皮15克，白鲜皮15克。

（6）《辨证录》卷6火盛症门曰："人有热极发斑，身中如红云一片者，人以为内热之极而外发于皮肤矣，熟知此热郁于内，而不能外发之故乎，此等之病，寒热之药，两不宜施。治法必须和解为得。宜用补水之中而行其散火之法。方用风水散斑汤。"（图4-31）

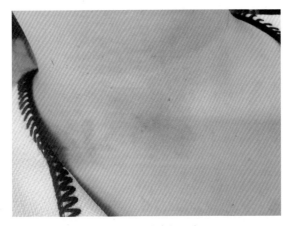

图4-31　夏季红云斑

组方：玄参30克，当归30克，荆芥9克，升麻3克，生地黄15克。水煎服。1剂斑少消，2剂斑又消，3剂斑全消。

方中玄参补阴以解其浮游之火，当归、生地黄以补其心，胃之血，多用荆芥，升麻风药以解散郁热，则火得水而相制，亦火得风而易扬，全无泻火之品，而已获泻火之效，实有深义耳。

3.经验方治疗思路选择

（1）夏季皮炎严重皮肤发痒时，西药：醋酸泼尼松片3片，维生素C片2片，扑尔敏片1片。1日2次内服。

（2）中药内服：藿香、茵陈、马齿苋、丹皮各10克，青蒿、生地黄各30克，白茅根、生槐花、野菊花各15克，甘草5克。水煎服。

（3）独活、青蒿、大青叶是日光性皮炎三角药。

（4）速止痒粉：黄连30克，生甘草20克，炉甘石60克。研末外用，也可调膏外用。效果好。

（5）二味拨毒散《医宗金鉴》。

雄黄 20 克，明矾 20 克。共研末，茶水拌调外涂痒处。《本草纲目》称其"主热毒痢、黄疸、喉痹、丹毒"，说明其具很强的清热解毒、凉血消斑效力。

第八节　文唇皮炎

文唇皮炎是一种现代常见皮肤病，主要以女性文唇后嘴巴出现水肿、糜烂、干裂为特征。临床表现疼痒，严重者影响进食（图 4-32）。

（一）自疗

（1）干裂时可外涂红霉素软膏。

（2）苦参、龙胆草、甘草各 10 克，共研细末。香油调成糊状外涂。

（二）医生指导治疗

（1）中成药：九华膏外涂，效果十分理想。

（2）地塞米松软膏外涂。

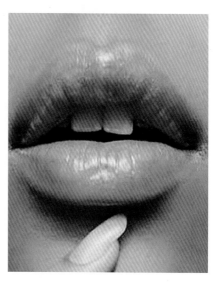

图 4-32　文唇引起水肿性皮炎

（三）注意事项

（1）过敏体质者尽量避免文唇。

（2）过敏后要及时治疗，以防延误成慢性唇炎。

（3）文唇皮炎，应与习惯性夏季唇炎相鉴别，夏季唇炎常常一到夏天就开始，皮损为糜烂渗水性小丘疹，自觉微痛而痒，影响进食。此病每年反复，治疗困难（图 4-33）。笔者采用注射疗法取得了满意的效果。方法（需专业医生操作）：用 5 毫升一次性注射器，抽取地塞米松注射液 2 毫升，再吸取庆大霉素注射液 2 毫升，混合后换上齿科细长针头，从口唇一侧进针缓缓注射全唇内。效果理想者注射一次后 6 年再也没有复发过。

（4）慢性唇炎临床易反复发作，应加以区别（图 4-34～图 4-36）。临床多以常用的酵母片坚持服用为理想治疗方法。也可用九华膏外涂。

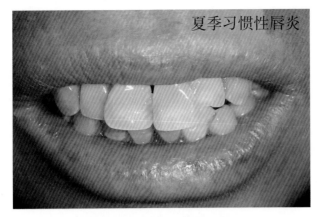

图 4-33　夏季习惯性唇炎

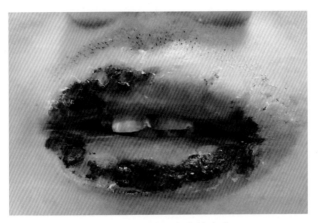

图 4-34　慢性唇炎急性发作

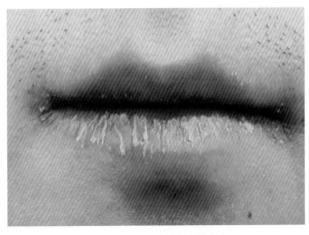

图 4-35　下唇慢性唇炎

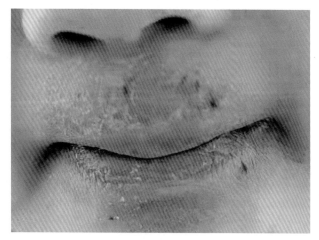

图 4-36　少儿慢性唇炎

第九节　疥疮

疥疮，中医病名为"疥疮""疥癣""疥癫"等。俗话说："疥疮一条龙，先从手指缝里行。"疥疮主要发生在手指缝、腕屈处、肘窝、腋下、生殖器及小腹周围等处（图4-37~图4-41）。疥虫分为雌雄两种（图4-42）。疥疮是由疥虫引起的一种接触性传染性极强的皮肤病。易在家庭和集体生活人群中流行。皮损开始为小米粒大小红色丘疹、小水疱，疥虫隧道见图4-43。日久因搔抓可继发疥疮结节，或感染化脓后形成湿疹及苔藓样变化。疥虫分泌的毒素刺激皮肤使人自觉瘙痒剧烈，尤以夜间或见热后更为明显，影响工作和学习。

（一）自疗

（1）10%的硫黄软膏外涂。

（2）苦参、花椒、蛇床子、百部、硫黄各30克。水煎外洗。

（二）医生指导治疗

（1）藁本15克，苍术10克，夜交藤100克，乌梅50克，明矾10克，百部60克，川楝子30克。水煎外洗。

（2）精硫黄12克，雄黄6克，冰片5克，樟脑3克，大枫子、百部各15克，白芷9克。以上共制成细粉装瓶备用。治疥疮时取适量药粉，用油脂调成软膏外涂。

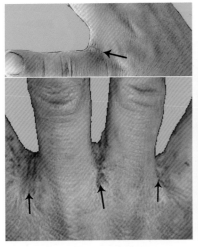

图 4-37 指缝间疥疮

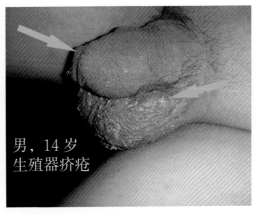

男，14 岁
生殖器疥疮

图 4-38 生殖器疥疮

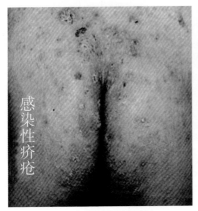

感染性疥疮

图 4-39 感染性疥疮

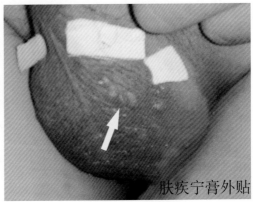

肤疾宁膏外贴

图 4-40 肤疾宁膏外贴

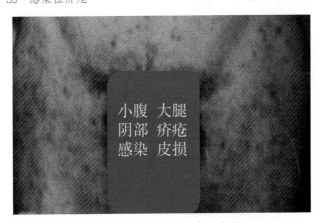

小腹 大腿
阴部 疥疮
感染 皮损

图 4-41 小腹、大腿内侧疥疮

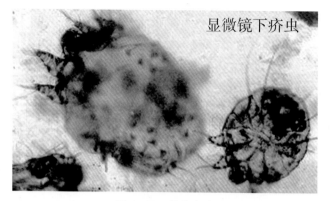

图 4-42　雌雄疥疮

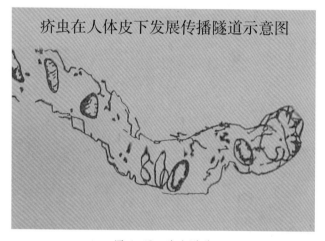

图 4-43　疥虫隧道

（3）疥疮瘙痒时，晚上睡前口服扑尔敏片。

（4）疥疮继发感染时，应用抗生素配合治疗。

（5）疥疮治愈后，生殖器表皮留下结节较长时间不愈，可用肤疾宁膏外贴。

（三）注意事项

（1）疥疮治疗期间不要勤洗澡。

（2）外涂药膏时要反复搓揉。

（3）患者不要同他人握手或亲密接触，内衣床单要用开水消毒烫洗。

（4）防止家养动物传染。

（5）不要与疥疮患者在同一被褥内睡觉。

第十节 虫咬皮炎

本病是由某些昆虫，如蚊子、跳蚤、臭虫、隐翅虫等叮咬感受虫毒所致。其皮疹多见于暴露部位。皮损表现为小出血点、丘疹、风团等。皮损中央多见有虫叮痕迹。自觉有灼痛感或瘙痒难忍。隐翅虫叮咬对比皮炎，见图4-44。蚊子叮咬儿童耳目红肿发痒，见图4-45。玩猫咪后皮肤过敏性皮炎，见图4-46。被臭虫叮咬引起的皮炎，见图4-47。

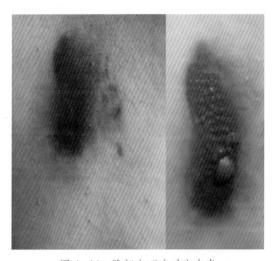

图4-44 隐翅虫叮咬对比皮炎

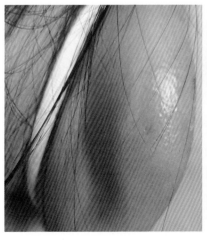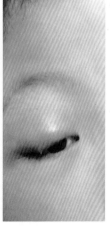

图4-45 蚊子叮咬儿童耳目红肿发痒

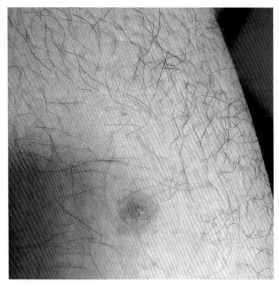

图 4-46 玩猫咪后皮肤过敏性皮炎

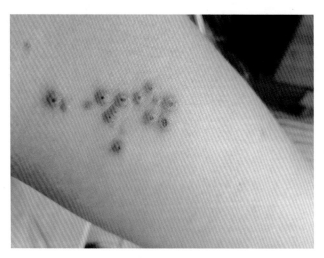

图 4-47 臭虫叮咬引起的皮炎

（一）自疗

（1）蚊子叮咬后，瘙痒难忍时，外用任何药物都不能快速止痒，唯独取少量食盐末，在皮损处用拇指肚蘸盐反复搓揉几下，止痒立竿见影。

（2）其他虫咬皮炎，可用清凉油、无极膏外涂。

（3）鲜马齿苋绞汁外涂。

（二）医生指导治疗

（1）虫咬皮炎面积大时，可口服强的松片、维生素C片、扑尔敏片。

（2）虫咬皮炎感染时，可用抗生素予以治疗。

（3）五味消毒饮加减治疗。处方：七叶一枝花、野菊花、蒲公英、车前草、紫花地丁、连翘、金银花、马齿苋各20克，苦参、甘草各10克。水煎服。此方适用于虫咬皮炎感染严重者。

（4）费某，男，36岁，8月份上山游玩，被虫咬后患过敏性皮炎，去医院看过几次没有明显疗效，后来门诊给用甘草、黄连、龙胆草各30克，研粉外用。治疗前后3天对比见图4-48、图4-49。

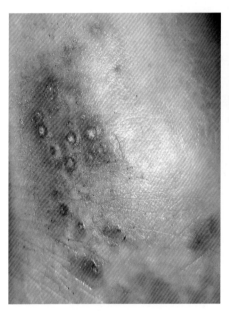 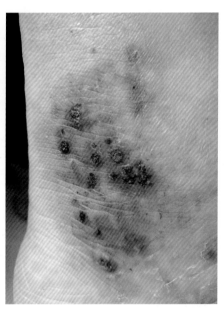

图4-48　上山玩耍被虫咬后过敏性皮炎治疗前　图4-49　上山玩耍被虫咬后过敏性皮炎治疗中

（5）2022年3月12日下午，某女，4周岁，来西安小寨西路雁塔藻露堂中医医院门诊，孩子父亲主诉，女儿被蜘蛛咬伤，去省医院用生理盐水冲洗……无效。后来门诊诊断后，笔者给用生大黄、黄连各50克，共研细粉外敷药末，一次给施药外用治愈，不留任何瘢痕，治疗前后对比见图4-50、图4-51。看此病时，正好陕西作家亓德洲先生来门诊找我给他夫人看消化不良，对我说，赵大夫，这是一个典型病例，可以教育提醒人们注意防范，应该把这样的病例整理在书内，把它"系统地穿起来就能若网在纲"。亓作家这句经典话语的鼓励，使笔者有了重新修订编著这本皮肤病小著的想法和信心，在此对作家亓德洲先生之鼓励表示感谢。

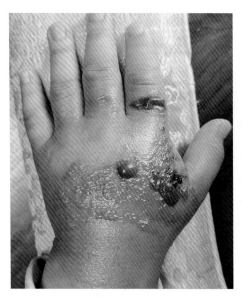

图 4-50　蜘蛛咬后皮炎治疗前

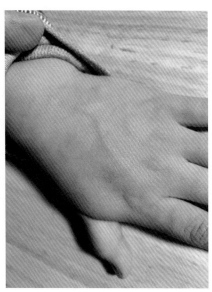

图 4-51　蜘蛛咬后皮炎治愈后

（三）注意事项

（1）尽量避免去蚊虫叮咬的地方。夜里用蚊帐，点蚊香。

（2）防止家养动物身上寄生虫叮咬。

第十一节　阴虱

阴虱，中医病名为"八角虱病。"主要寄生在人体阴毛部位，通过性接触而传播。临床表现为阴虱常紧贴伏在皮面不动，阴毛皮肤处被叮咬后有多数丘疹，有抓痕及血痂，自觉剧痒。同时患者裤头常有血痕斑（图4-52）。

（一）自疗

（1）把阴毛剃去。

（2）沸水烫短裤及被褥。

（3）外涂10%硫黄软膏。

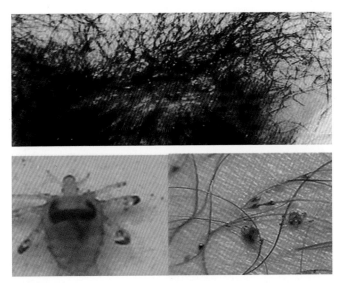

图 4-52 阴虱

（二）医生指导治疗

（1）百部150克，苦参30克，蛇床子20克，石榴皮30克，川楝子35克。水煎外洗。一般坚持半小时以上1次即愈。

（2）百部30克，花椒10克，硫黄6克。75%酒精浸泡24小时后，外涂阴毛处即可。

（三）注意事项

（1）不要乱穿他人短裤。

（2）阴虱被列为性传播疾病。治疗期间禁止夫妻性生活，以免再次传播。

第十二节 肛门蛲虫瘙痒

肛门蛲虫瘙痒多见于小儿或儿童，也见于成年人。由于现在人们讲究卫生，加上食品有国家标准内允许的防腐成分，蔬菜水果食用前都要用清洁剂清洗，这类寄生虫类疾病少见，但偶有发病。中医病名为"蛲虫病""线头虫病"等。主要发生在肛门处。临床表现为每天晚上临睡前剧痒，小孩搔抓动作不断，并伴有哭惊、哭闹、遗尿等。肛门周湿烂、潮红、抓痕及结痂（图4-53~图4-56）。

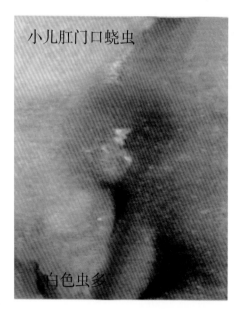

小儿肛门口蛲虫

白色虫多

图 4-53　肛门蛲虫

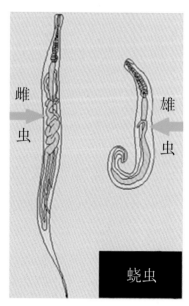

雌虫

雄虫

蛲虫

图 4-54　肛门蛲虫

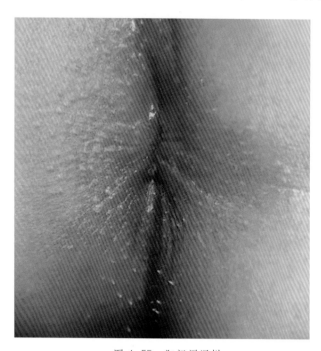

图 4-55　肛门周湿烂

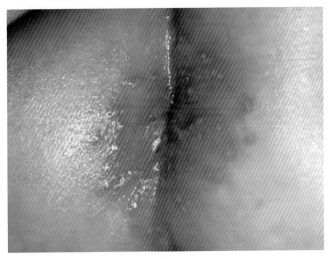

图 4-56 肛门周湿烂

（一）自疗

（1）蛲虫膏外涂效果不理想时，可试试生食向日葵子。

（2）百部 10 克研末。熟香油调糊外涂即可。

（3）取抽过废弃的香烟过滤嘴一个，撕开外皮，蘸适量食用油捻成细条状，慢慢塞入患儿肛门内，灭蛲虫效果特别好。此方法百法百准，见本书前言介绍湖北赤壁胡兴立读者故事。

（二）医生指导治疗

（1）萹蓄 30 克。水煎外洗。主治：蛲虫，小儿肛门瘙痒症。

（2）鹤虱、槟榔、使君子、百部、雄黄各等量。研成极细粉末，食用醋调适量药粉外涂患儿肛门口。

（3）平时可口服中成药肥儿丸，有预防作用。

（三）注意事项

小儿平时应勤洗手。生吃水果要用流水洗干净。

第五章　真菌性及皮炎湿疹瘙痒性皮肤病

第一节　头皮白癣

头皮白癣，中医病名为"白秃疮"。常发生于成人头部。临床表现为点状、斑块、环状，慢慢延成大片状白色鳞屑，发根有白色菌鞘，致发易折断，有微痒感觉。病程长。愈后不留瘢痕（图5-1、图5-2）。临床小儿也常见头皮白癣病（图5-3、图5-4）。

（一）自疗

（1）鸡蛋蛋黄油搽涂患处。每日3次。外涂前先洗净患处。

（2）10％的硫黄软膏外涂。

（3）唯达宁膏外涂。

（二）医生指导治疗

（1）西药：灰黄霉素片饭后口服。凡用此药治疗真菌性皮肤病者，一定要多吃油性食物，以促进药物充分吸收。

（2）蛇床子50克，白芥子12克，黄精30克。水煎外洗。每日2次。

（3）炒槐花研末，加香油调成糊状外涂。每日3次。

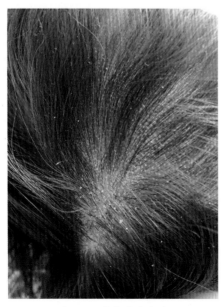

图5-1　片状头皮白癣

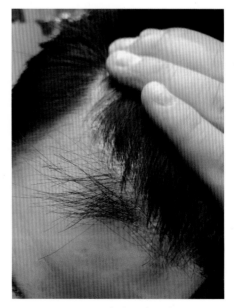

图5-2　条状头皮白癣

（4）黄精50克，食用醋约200毫升浸泡48小时。用药醋水外涂患处。每日数次。

（5）枯矾10克，露蜂房18克，共研末，香油调成糊状外涂患处。每日3次。

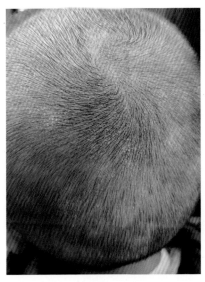 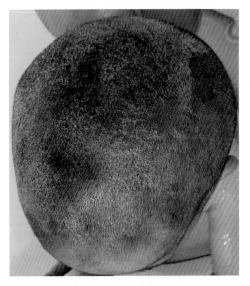

图5-3　小儿头皮白癣　　　　　　　　图5-4　小儿头皮严重白癣

（三）注意事项

（1）不要乱用别人梳子，以防相互传染。

（2）尽早治疗，防止用手抓而引起继发感染。

第二节　手足癣

手足癣，中医病名为"鹅掌风"。足癣，中医病名为"脚湿气""臭田螺"。俗称香港脚，脚气。主要发生在手掌、足掌及指缝内。手癣多由足癣感染而致，临床表现为皮肤粗糙而厚，皲裂，状如鹅掌。足癣皮损多为足底指缝内潮湿、糜烂。二者均有传染性。手癣常冬重夏轻。足癣常夏重冬轻（图5-5～图5-7）。如图5-8、图5-9所示，手指缝患有手癣者，称为间擦部位念珠菌病。笔者临床发现厨师及灶房劳动者多见。

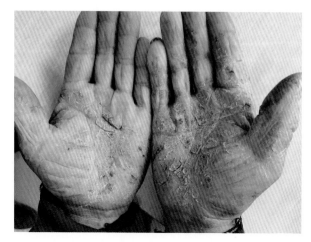

图 5-5　双手癣感染

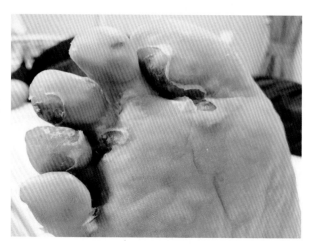

图 5-6　穿不透气鞋致脚癣感染脱皮

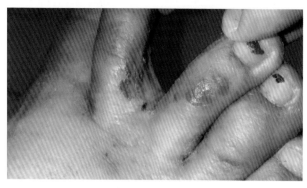

图 5-7　脚缝感染足癣

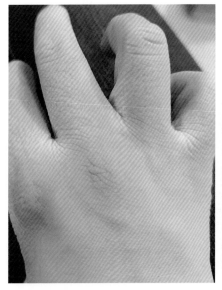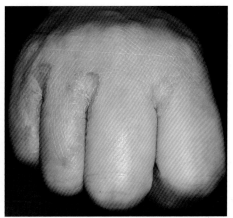

图 5-8　厨师间擦部位念珠菌病　　图 5-9　46 岁女性间擦部位念珠菌病

（一）自疗

（1）白矾适量化水洗脚。对汗脚有效。

（2）凤仙花（指甲花）连根3棵，加少许明矾，共捣烂外敷手癣患处。三伏天治疗最佳。

（3）中成药：藿香正气水外涂患处。适用于脚气糜烂渗水者。

（4）阿司匹林片，研末撒在鞋内。

（5）足癣轻微感染时，可用樟脑5克，豆腐适量，共捣烂敷患处。

（6）取芦荟适量切片，白酒浸泡，至其由绿色变黄时涂药酒水外用。每日3~6次。

（7）大龄槐树皮60克，切碎，香油约500毫升，微火油炸枯树皮，待凉用油外搽，适宜于干燥裂痕性手癣。

（二）医生指导治疗

（1）手足癣发病时，可用灰黄霉素片，维生素 B_1 片口服。

（2）外用皮康王软膏或者唯达宁膏外涂。

（3）足癣感染严重时（图5-10、图5-11），慎用抗真菌药物，以免激惹皮肤感染波及全身变态反应，应先口服或肌注抗生素，待炎症消退后再用抗真菌药治疗。

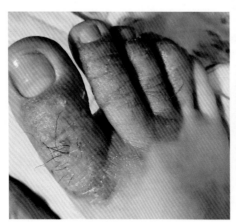
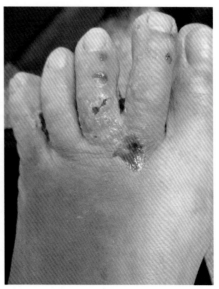

图 5-10　足癣感染急性期　　　　　图 5-11　足癣感染化脓

（4）苦参、黄精、艾叶、地肤子各 35 克。水煎外洗手足癣。感染者勿用。

（5）葛根、千里光、白矾各等量研末，装瓶密封备用。治疗手足癣时，每次取 4 克左右温水化开泡用。

（6）萆薢、薏苡仁各 20 克，黄芩、黄柏各 15 克，丹皮 12 克，泽泻、滑石、通草、车前草、荆芥各 10 克。水煎服。适用于脚气反复发作严重者。

（7）手掌干性湿疹，干燥裂口，以及掌中红斑热痛，用三物黄芩汤（黄芩、生地黄、苦参）治疗。

（8）薏苡附子败酱散（薏苡仁 30 克，制附子 12 克，败酱草 30 克）治疗鹅掌风效果好。病因在脾胃，阳明热盛，或寒湿内盛日久，发于肤外。

（9）治疗鹅掌风，豆浆两大碗，川椒 15 克，透骨草 15 克，煎五六开，待热洗手约 2 小时，连用 3~4 次可愈（《中医验方汇编》）。

（10）手掌四周鲜红明显，即十指腹、大小鱼际及掌周除掌心外红色。为少阳湿热，方用叶天士《医效秘传》一书的甘露消毒丹治疗效果佳，又名普济解毒丹。此方又载于王士雄的《温热经纬》一书中。组成：滑石 45 克，黄芩 30 克，茵陈 33 克，藿香、射干、白豆蔻、连翘、薄荷各 12 克，川贝母、木通各 15 克，石菖蒲 18 克。

（11）手掌脱皮，瘙痒，医用75%酒精泡和中药：甘草、刺蒺藜各60克，一周后，用药水反复搓双手掌皮损处，坚持治愈。

（12）遗传掌跖角化症，临床难以治愈。患者，男，5岁；父亲30岁。主诉：是遗传，从爷爷开始，只传长子，其父子均为掌跖角化症（图5-12）。应同手癣区别开来。

（13）西医诊断掌跖脓疱病。病例，女，46岁，见手掌跖脓疱病（图5-13）。治疗足跖脓疱病（图5-14）。均应用三物黄芩汤合薏苡附子败酱散加减治疗。

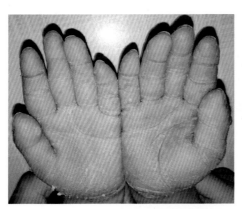
图5-12 5岁男孩掌跖角化症

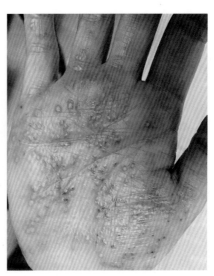
图5-13 46岁女性西医诊断掌跖脓疱病

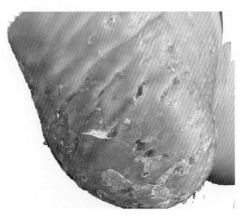
图5-14 足跖脓疱

（三）注意事项

（1）不要乱穿他人的鞋袜。以防感染。

（2）易患脚气者，应把自己的鞋袜鞋垫洗后在阳光下晾晒。

（3）凡夏季手掌起小水疱者，以手指两侧开始，为湿疹类汗疱疹（图5-15）。严重时，可形成双手掌季节性脱皮（图5-16）。手掌脱皮临床治疗棘手。一是手掌脱皮时，可用维生素C注射液，涂手掌反复搓揉。二是用皂荚角（图5-17）两三条，剪碎后用200毫升左右食用醋泡48小时后，蘸醋水频频搓手。每日数次。此方看似简单，临床效果理想。此方为陕西杨宗宁先生提供。

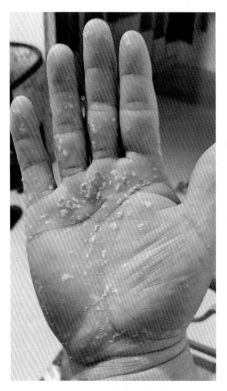

图 5-15 手掌汗疱疹

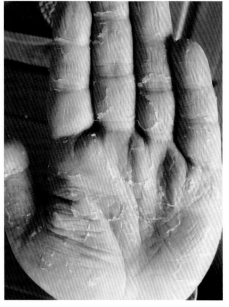

图 5-16 手掌脱皮

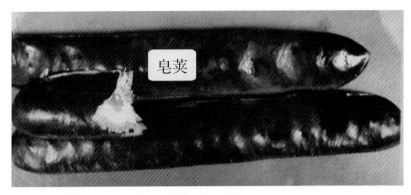

图 5-17 皂荚

第三节 股癣

股癣，中医病名为"阴癣"。主要发生在股内侧，也可蔓延到会阴、肛周、臀部（图5-18~图5-20）。皮损开始为红色小丘疹，由于治疗不及时，渐渐蔓延至钱币大，甚至发展侵害整个阴部皮肤。皮损颜色暗红。夏重冬轻，自觉瘙痒，遇热尤为明显。

（一）自疗

（1）藿香正气水外搽患处。每天数次。

（2）硫黄软膏外搽。

（3）药店购皮康王、达克宁软膏、唯达宁膏外搽。

（4）浓茶水放凉后外搽。

（5）黄柏、苦参、明矾、苍术各30克。水煎外洗。

（二）医生指导治疗

（1）股癣较重者，可口服灰黄霉素片。

（2）硫黄30克，冰片、樟脑各5克。共研末，食用醋调成糊状外搽。

（3）苯甲酸、水杨酸各20克。75%酒精200毫升，浸泡24小时后外搽。

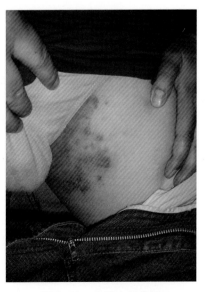

图 5-18 大腿内侧股癣

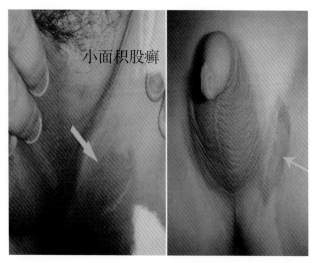

图 5-19　小面积股癣

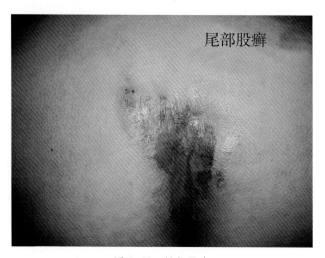

图 5-20　尾部股癣

（4）海螵蛸、五倍子、黄柏、白鲜皮、枯矾各等量共研末。香油调糊涂患处。

（5）中药细辛适量研末。油膏调糊涂患处。

（6）中成药：龙胆泻肝丸口服。

（7）龙胆泻肝汤加减（《医宗金鉴》）。

治则：清利肝胆湿热。

处方：生地黄30克，黄芩、土茯苓、茵陈各15克，龙胆草、当归、泽泻、栀子、木通各 10 克，车前草、黄柏各 12 克，甘草 6 克。水煎服。适用于阴囊出汗多的股癣患者。

（三）注意事项

（1）禁用皮炎平、肤轻松类的类固醇皮质激素软膏，因为它可以使皮损加重，给治疗带来困难。

（2）每晚清洗阴部。内裤洗后要晒太阳。

（3）有手癣、脚气要积极治疗，以免传染。

第四节　甲癣

甲癣，中医病名为"鹅爪甲""虫蛀甲""灰指甲"等。甲癣最初为一个指甲发病，因治疗不及时可发展到多个指甲。临床表现为指甲变厚变脆，甲变白或灰暗无光泽，甲下变空破损至脱落。触压时有微痛感。病程漫长（图 5-21、图 5-22）。

另外，临床还常见有软甲病，应同灰指甲区别开来，治疗以补钙为主（图 5-23）。

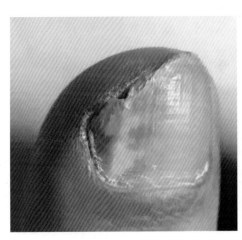

图 5-21　一侧甲癣

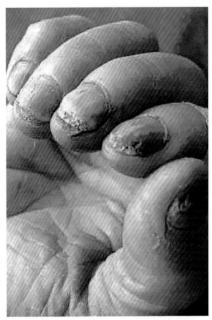

图 5-22　五指全甲癣

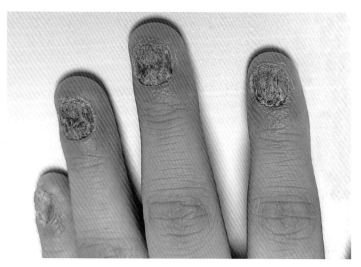

图 5-23　软甲

（一）自疗

（1）鲜凤仙花杆、明矾各适量，捣碎后包患甲上。每 2 天换 1 次。

（2）羊蹄根、黄精、百部、苦参、白鲜皮各 50 克。75％酒精浸泡 2 天后外擦。每日数次。

（3）皂角荚适量，食用醋泡 2 天后外擦。

（4）唯达宁膏外涂。

（二）医生指导治疗

（1）癣药水外擦。

（2）金铃子（川楝子）30 克，白芥子 10 克，黄精 12 克，硫酸铜 9 克。上药浸泡大约 150 毫升食用醋内，2 天后用药水涂甲面。每次涂前用刀片刮去甲面坏死物质，以不渗血为度。如此坚持用药治愈为度。治疗甲癣药物，见图 5-24。

（三）注意事项

（1）患手癣时应积极治疗，以免传染甲癣。

（2）耐心治疗方可收效。

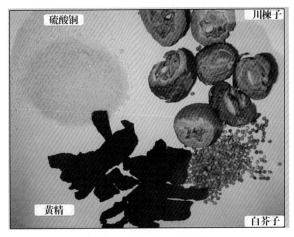

图 5-24　治疗甲癣药物

第五节　花斑癣

花斑癣，中医病名为"紫白癜风""汗斑"等。主要发生在胸背部、颈项、小腹、手腕等处。皮损表现为大小不等的圆形斑疹，呈灰白色、淡红色或深棕色，表面有糠状鳞屑，斑点散布或融合成片，有微痒，出汗受刺激时瘙痒明显，无疼痛感。有冬藏夏发病之特点。顽固者可反复多年（图 5-25~图 5-28）。

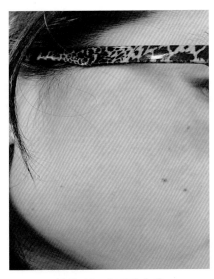

图 5-25　颜面花斑癣

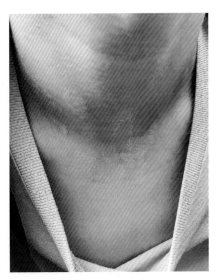

图 5-26　颈前花斑癣

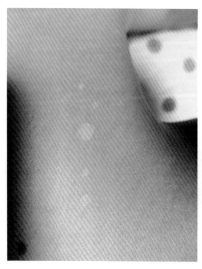
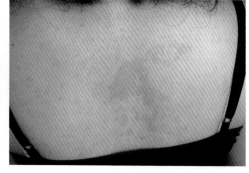

图 5-27 颈项后花斑癣　　　　　　　　图 5-28 背部花斑癣

（一）自疗

（1）黄瓜切片，蘸硼砂粉外搽。

（2）夏枯草、苦参、土大黄各 30 克。水煎外洗。

（3）鲜桃叶汁外搽患处。

（4）癣药水外搽患处。

（5）皮康王、克霉唑霜软膏，或唯达宁膏外搽患处。

（6）白芷、硫黄各 20 克，共研细末，食用醋调涂。

（7）夏枯草 100 克，水煎外洗。

（二）医生指导治疗

（1）硫黄、雄黄、蛇床子各 9 克，密陀僧、枯矾各 6 克。共研末，食用醋调糊状外搽患处。每日数次。

（2）轻粉、乌贼骨各等量共研末。鲜生姜切面涂药粉外搽。每天数次。以患处微微发热出汗为宜。

（三）注意事项

（1）汗斑、肥胖人及易出汗者多见。故勤洗衣服、勤洗澡是防治之关键。洗后内衣要暴晒。

（2）若腋窝下皮肤出现大片红色斑块或小片状，则为皮肤"红癣"真菌病（图 5-29、图 5-30）。治疗方法同花斑癣。

（3）患病期间，禁用热水烫洗屁股，以免烫伤。

（4）夏季身躯出现圆形钱癣，也有有规则的体癣，见热就瘙痒加重，也为真菌所致癣（图5-31~图5-33）。治疗方法同花斑癣。

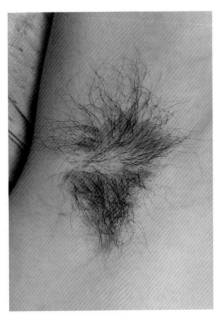

图5-29　腋下红癣

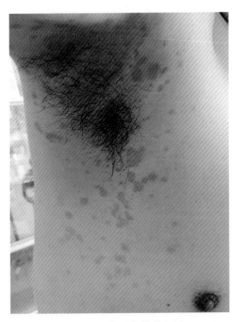

图5-30　腋下点块状红癣

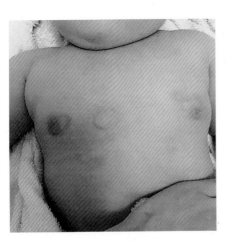

图5-31　少儿体癣

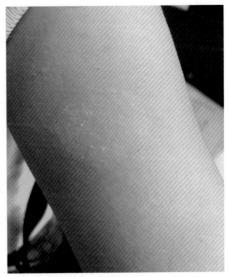

图5-32　上肢体癣

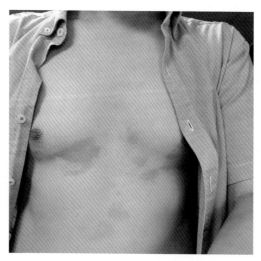

图 5-33　胸前不规则体癣

第六节　过敏性皮炎

过敏性皮炎，中医病名为"风湿疮"。主要发生在头部、躯干、手掌及四肢。临床皮损表现为红斑、丘疹、丘疱疹。严重者皮损糜烂渗液，瘙痒剧烈。过敏性皮炎，是指一个人对气候，对食物，对化纤，对药物，对某种化学制品等，内服或接触后皮肤产生过敏反应。

如，某男，感冒后咳嗽，口服某抗生素后皮肤出现过敏性皮炎，见图5-34。

某男青年感冒后，服用抗病毒冲剂后，引起皮肤过敏，见图5-35。

有人服用感冒药后，引起皮肤过敏，见图5-36。

有人咽喉炎服抗生素后，引起皮肤过敏药疹，见图3-37。

女，40岁，2023年1月28日下午门诊，因春节期间羊肉吃多了，原有皮肤病加重过敏，瘙痒剧烈，见图5-38。患者问为什么？笔者答，羊肉有百草之毒。故凡皮疾患者，医生临床上建议忌之。

某男，因接触油漆10小时后过敏起大水疱，称接触性油漆皮炎，见图5-39。

某女，接触染发膏后，患颜面接触性皮炎，见图5-40。

某中年女性做面膜后，头面出现严重性过敏，见图5-41。

某男，吃海鲜，饮酒过敏，次日手肿痒，见图5-42。

某童，服用阿昔洛韦后生殖器水肿过敏，见图5-43。

某男，外用自制药酒外擦两次发生过敏，见图5-44、图5~45。

某童，口嚼狗尾巴草，口唇过敏，见图5-46。

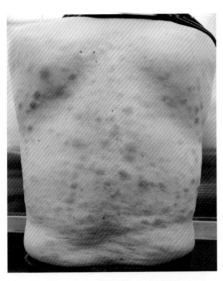

图5-34　服用抗生素过敏

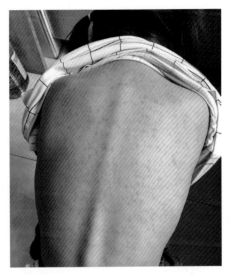

图5-35　口服抗病毒冲剂过敏

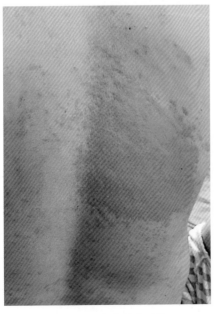

图5-36　服感冒药过敏

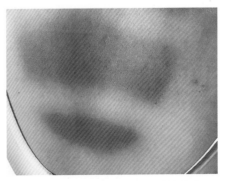

图5-37　咽喉炎吃药引起过敏药疹

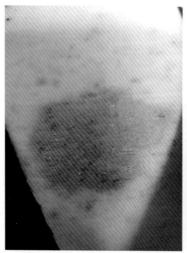

图 5-38　吃羊肉加重皮肤病过敏

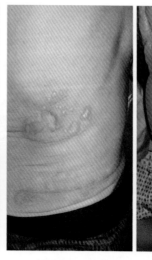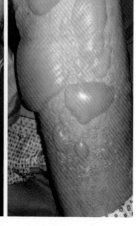

图 5-39　接触油漆 10 小时后出现皮炎

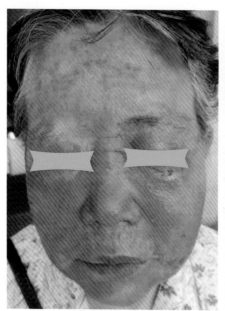

图 5-40　染发膏引起颜面皮炎

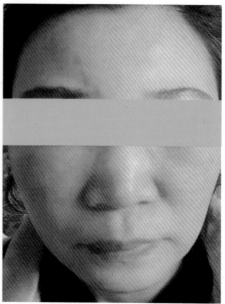

图 5-41　面膜过敏

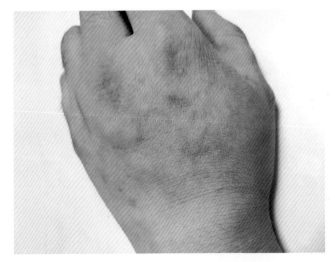

图 5-42　吃海鲜饮酒过敏，次日手肿痒

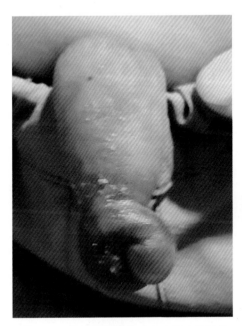

图 5-43　服用阿昔洛韦后生殖器水肿过敏

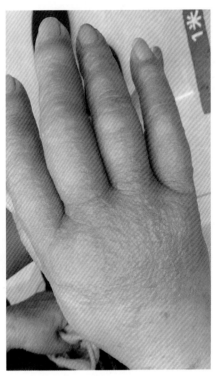

图 5-44　自制药酒外擦过敏

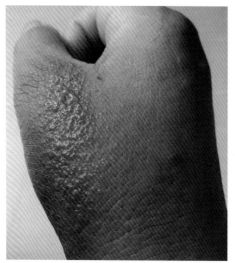
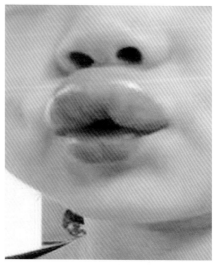

图 5-45　自制药酒外擦过敏　　　　　图 5-46　口嚼狗尾巴草过敏

（一）自疗

（1）口服中成药：防风通圣丸、龙胆泻肝丸。

（2）苦参、黄柏、黄芩、黄连、马齿苋各 30 克。水煎外洗。此方尤适用于脐部接触性过敏皮炎湿疹。常见于皮带钗、裤子纽扣、裤子腰钩等。临床青年女性多见（图 5-47）。也适用于儿童手掌接触性过敏皮炎。临床常见于接触玩具，或接触某化学塑料制品引起（图 5-48）。

（二）医生指导治疗

（1）西药：强的松片，维生素 C 片，扑尔敏片，选用口服。

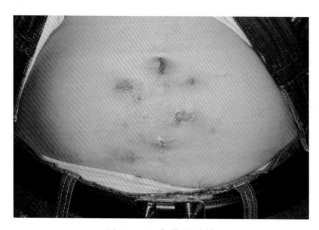

图 5-47　皮带钗过敏

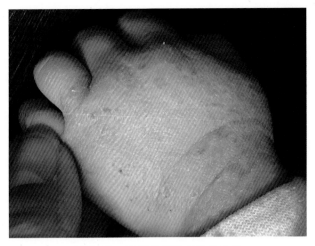

图 5-48　接触塑料玩具手部过敏

（2）中成药：二妙丸口服。

（3）白茅根 30 克，生地黄 20 克，龙胆草、大青叶、薏苡仁、生山楂、黄芩、黄柏各 10 克，黄连 5 克，丹皮、防风、赤芍各 9 克，荆芥 6 克，甘草 4 克。水煎服。适用于过敏性皮炎较重者。

（三）注意事项

（1）发现过敏后，应脱离过敏原。

（2）避免接触，或内服以前对某种物质过敏的东西，以免再次诱发过敏性皮炎。

（3）若一个人内服某一种药物，皮肤上出现圆形红斑，为皮肤病"固定性药疹"（图 5-49）。严重者皮损可以糜烂。临床常见口服磺胺类药物易出此斑（图 5-50）。建议患者根据自己服药变化，下次患病时，不要再服这种药物，以防过敏斑继续在原皮损处出现。

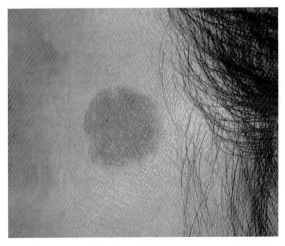

图 5-49　固定性药疹

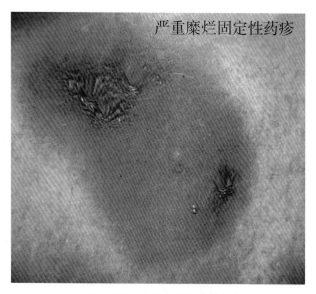

图 5-50　严重糜烂固定性药疹

第七节　湿疹

湿疹，中医病名为"湿疡症""浸淫疮"等。皮损可发于全身各处，尤以四肢常见。湿疹分为急性和慢性。急性皮损表现为开始弥漫性潮红，随后发展为丘疹，小水疱，糜烂渗液，结痂等。严重者可泛发全身。因急性治疗不当，长时间不愈或反复发作，可延展为亚急性，或成为慢性湿疹，慢性皮损肥厚，皮粗，呈苔藓样变，为褐红或褐色皮色，皮损表面常有鳞屑。自觉瘙痒明显。可反复多年不愈。各部位急性慢性湿疹见图 5-51~图 5-56。

治疗湿邪要给邪有出路，湿疹长在皮肤上，一定要宣肺。遵守"皮毛之疾，上宣下清"才是治疗正途。热则生风，热清而风自去，湿乃湿热，热化而湿也除。

（一）自疗

（1）选用中成药：龙胆泻肝丸、防风通圣丸、半夏白术天麻丸。适用于急性湿疹。

（2）蒲黄粉适量，外撒湿疹渗液皮损处。

（3）活地龙（蚯蚓，蛐蟮）几条，放在碗内用白糖撒在上面渗液。此液水不但可以治疗湿疹，而且还可涂治烫伤、红眼病。

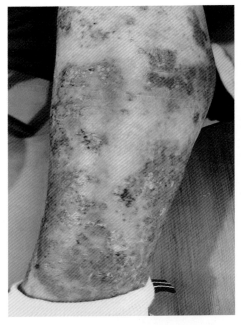

图 5-51　泛发急性湿疹

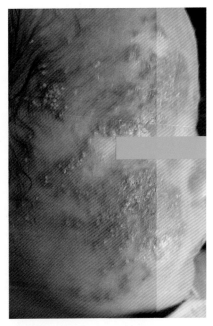

图 5-52　小儿湿疹

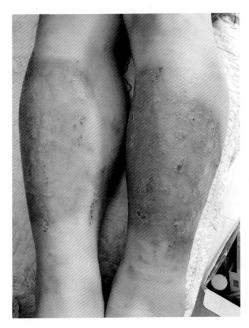

图 5-53　双下肢慢性湿疹

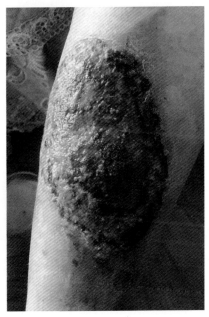

图 5-54　盲目烤电湿疹加重

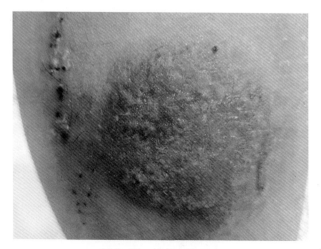

图 5-55　局部急性湿疹

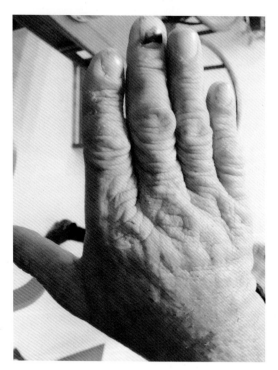

图 5-56　手掌慢性湿疹致皮肤增厚

（4）马齿苋 200 克左右，水煎外洗患处。

（5）青黛 10 克，红霉素软膏调均匀涂皮损处，每日 3 次。

（6）土茯苓、白鲜皮、萆薢各 20 克，水煎外洗。

（二）医生指导治疗

（1）对急性严重泛发湿疹者，应给予抗过敏、抗生素治疗。

（2）黄连300克，生甘草200克，炉甘石600克，氧化锌100克。以上共研极细粉末，装瓶备用。湿疹渗液时可取适量药粉外敷，也可取适量药粉，调成湿疹膏外搽。此方除湿止痒效果理想。笔者临床常用。

（3）龙胆草、苍术、苦参、黄柏各15克，滑石粉30克，白矾10克。水煎外洗。

（4）口服中成药：二妙丸、三妙丸、四妙丸（二妙丸：苍术、黄柏各等量，共研末后，水泛为丸；三妙丸：二妙丸加牛膝等量；四妙丸：三妙丸加薏苡仁等量）。适用于亚急性、慢性湿疹。久服有望治愈。

（5）急性湿疹中药治疗。验方：苍术、黄柏各15克，薏苡仁、生地黄各30克，川牛膝、防风、荆芥各10克，车前草、当归各12克，甘草9克。水煎服。

（6）慢性湿疹中药治疗。

验方：生地黄30克，黄芪20克，当归、熟地黄、白芍、赤芍、茯苓、防风各12克，蝉蜕、干地龙、秦艽、山楂各10克，甘草9克。水煎服。

（7）五苓散加减治疗。

（8）2022年6月18日门诊，某男，66岁。双手掌及四肢湿疹严重，皮损呈黑色（图5-57）。

主诉：夜间瘙痒加重，发作时恨不得把手用刀子砍了。长期高血压、糖尿病。手诊时，左右食指掌骨大肠经揉压时疼痛，抽手叫喊。舌苔黄腻，脉滑，人消瘦，咽痛。

方用升降散合桔梗甘草汤加金银花治之。

组方：白僵蚕9克，蝉蜕9克，

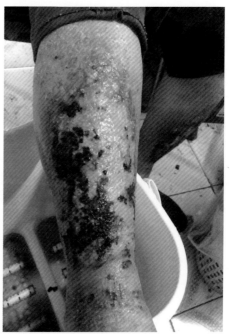

图5-57　66岁男性下肢慢性湿疹

姜黄9克，制大黄15克，桔梗12克，生甘草15克，连翘15克，金银花15克。水煎服。方中桔梗宣通肺气以增加排浊之功。

　　25日上午复诊，主诉：服药2剂后，几乎就没有瘙痒的感觉了，皮肤损疹也变干呈黑褐色了。再用五苓散7剂，守方收工。

　　（9）2%盐酸利多卡因注射液、醋酸泼尼松龙注射液，按2∶1比例混合后，皮损下局部封闭治疗。每周1次。适用于局部皮肤肥厚性慢性湿疹。

　　（10）外用治疗。煅龙骨、煅牡蛎各50克，研末外敷，治疗渗出性局部长湿疹效果好。某男，65岁，急性湿疹治疗前后对比见图5-58~图5-60。

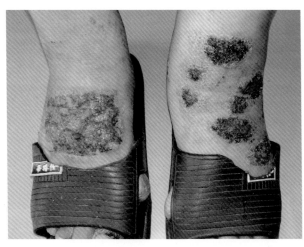

图5-58　65岁男性急性湿疹治疗前

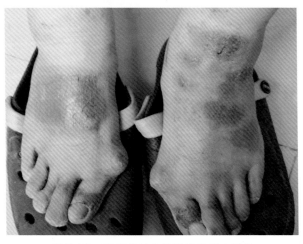

图5-59　65岁男性急性湿疹治疗1周后

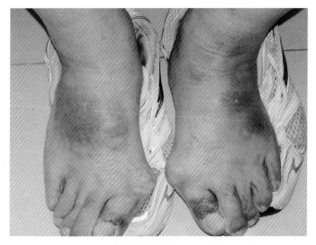

图 5-60　65 岁男性急性湿疹治疗 2 周后

（三）注意事项

（1）患病时，勿食辛辣酒类食物。

（2）手掌部位患有急性湿疹时，勿过多水洗，避免接触洗洁精或洗衣粉之类，以防湿疹恶化加重。

（3）禁止用过热水烫洗皮损处。

（4）用药治疗湿疹乏效时，强烈建议积极去医院排除幽门螺杆菌，不要总在用药上徘徊。如果有幽门螺杆菌，必先杀菌，再治湿疹能提高疗效，这是笔者多年临床经验之总结。

第八节　神经性皮炎

神经性皮炎，中医病名为"摄颈疮""纽扣风""牛皮癣"。主要发生在颈后及颈项两侧、肘外、尾骶、脚踝等部位。皮损表现为大小不等的丘疹、斑块，间断性瘙痒，皮癣处皮肤增厚，严重者可泛发全身。此病与劳累、情绪有关。常反复发作，可迁延多年（图 5-61~图 5-66）。

（一）自疗

（1）皮炎宁酊外搽患处。

（2）肤疾宁膏外贴患处。适用于小面积神经性皮炎。对胶布过敏者慎用。

（3）硫黄10克，雄黄5克，乌贼骨15克，冰片3克。共研末。香油调糊外搽。

（4）苦参60克，食用醋200毫升，浸泡3天后，用醋水搽患处。

（5）桂枝、金银花各60克，枳壳30克，苏木10克。水煎外洗。适用于泛发性四肢神经性皮炎。

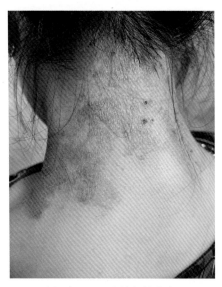
图5-61　颈后神经性皮炎

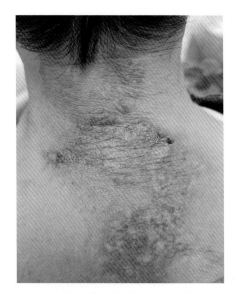
图5-62　背部瘢痕性神经性皮炎

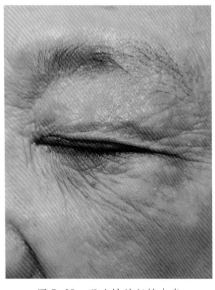
图5-63　眼睑性神经性皮炎

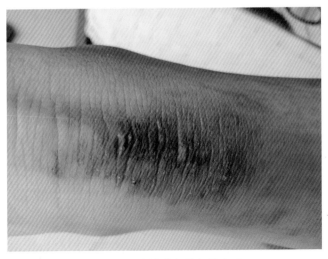

图 5-64 小臂背部神经性皮炎

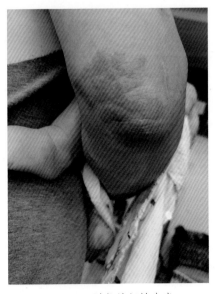

图 5-65 肘部神经性皮炎

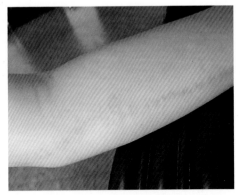

图 5-66 线状神经性皮炎

（二）医生指导治疗

（1）对全身泛发性神经性皮炎，要选择用抗过敏药物治疗。

（2）西药：谷维素口服。

（3）对体质差者应口服中成药：归脾丸、十全大补丸。

（4）对顽固局限性神经性皮炎，可采用盐酸利多卡因注射液、醋酸泼尼松龙注射液，按1：1混合后，局部皮下封闭治疗。

（5）四物汤（《和剂局方》）加减治疗。处方：丹参、鸡血藤、珍珠母、生地黄各30克，白芍12克，黄芪、何首乌各15克，枳壳、川芎、防风各10克，荆芥9克，甘草6克。水煎服。适用于大面积泛发性神经性皮炎（图5-67）。

（三）注意事项

（1）保持情绪稳定。

（2）患病期间，勿饮酒及食用辛辣海鲜等动风之物。

（3）皮损发痒时，勿用热水烫洗。

（4）禁止用毒药外搽或腐蚀。

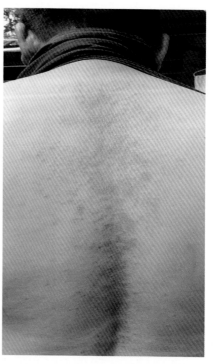

图5-67　背部泛发性神经性皮炎

第九节　皮肤瘙痒症及慢性痒疹

皮肤瘙痒症，中医病名为"痒风""痒症"。主要发生在躯干及四肢，也可蔓延至全身各处。临床因阵发性瘙痒，表现过度频繁搔抓，皮肤上有明显抓痕，夜间加重，冬天易发，病程漫长，愈后不易留瘢痕（图5-68~图5-70）。此病易发于中老年人，男女均可发病。消瘦人群者多见。

若成年人皮肤瘙痒，皮损有扁豆大小遗留坚实的丘疹，因瘙痒剧烈，并有抓搔血痂等色素沉着，皮疹好发于躯干和四肢，为单纯痒疹，又称寻常性痒疹（图5-71）。

小儿痒疹，常发生在丘疹性荨麻疹或荨麻疹风团消退后，出现绿豆或黄豆大小、质硬淡红色的突起痒症结节，结节面常出现小疱疹，瘙痒剧烈。常可散在分布于全身各处，反复发作。好发于3岁以内和儿童期，随着年龄增长会渐渐自愈（图5-72）。临床多与患儿消瘦、营养不良、体内寄生虫、动物寄生虫叮咬、贫血、卫生环境差及情绪波动等有关。发病时，有的患者可伴有颈项和腹股沟淋巴结肿大。

笔者多年临床询问验证，患小儿痒疹者，85％以上患儿均由外公外婆或爷爷奶奶等人代养，并且以农村小儿最为多见，即，没有常生活在父母跟前。由此可见，小儿痒疹与也情绪有关。

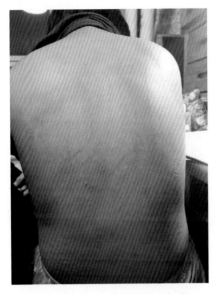

图 5-68　皮肤瘙痒症引起抓痕

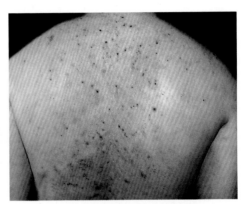

图 5-69　背部皮肤瘙痒症抓破渗血痂

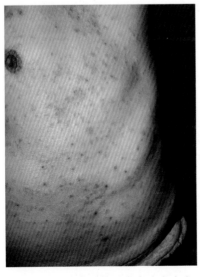

图 5-70　68 岁男性泛发皮肤瘙痒症

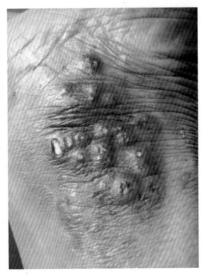

图 5-71　单纯痒疹

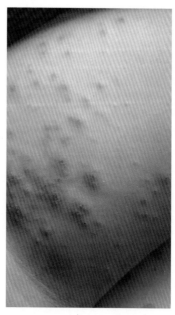

图 5-72　少儿痒疹

（一）自疗

（1）口服：防风通圣丸。

（2）苦参 30 克，蛇床子 25 克，明矾 10 克，艾叶 12 克，百部 18 克，夏枯草 20 克，生地黄 20 克。水煎外洗。适用于油性皮肤瘙痒症者。

（3）炉甘石洗剂外用，或硫黄软膏外搽。

（4）百部、蛇床子、艾叶各 30 克。水煎外洗。适用于小儿痒疹。

（二）医生指导治疗

虚为各种痒之本，风、热、湿是痒之标。

（1）中成药口服：归脾丸。适用于各种干燥性及老年性皮肤瘙痒症（图 5-73）。

（2）中成药口服：十全大补丸。尤适用于顽固性头皮瘙痒症。

（3）中成药口服：启脾丸。适用于小儿痒疹。

（4）当归饮子汤（《严氏济生方》）治疗。

治则：养血润肤，祛风止痒。

处方：黄芪，防风，当归，生地黄，白芍，川芎，刺蒺藜，何首乌，荆芥，甘草。水煎服。适用于皮肤瘙痒症。

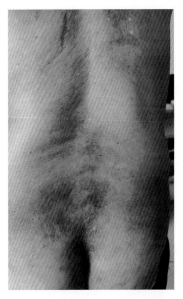

图 5-73　老年皮肤干燥性瘙痒症

酌情加减：失眠者加夜交藤、鸡血藤、延胡索。

气虚明显者加党参、白术。

瘙痒顽固者加全蝎。

冬季瘙痒加重者加蝉蜕、麻黄。

夏季瘙痒加重者加紫草、黄芩。

瘙痒病程一年以上者，痒消失后原方去荆芥、防风，加白术、党参、茯苓、炙甘草。隔日 1 剂，水煎服，巩固疗效。

头皮瘙痒者，原方加焦山楂。

下肢瘙痒皮肤干燥者，上方去荆芥、防风，加牛膝、木瓜。

上肢皮肤干燥瘙痒者，原方去荆芥，加羌活、枳壳。

糖尿病引起顽固性皮肤瘙痒症者，加地骨皮，少则 60 克，重则 100~120 克。

另外，本方加减治疗肌肉奇痒效佳。比如，2020 年 4 月 30 日下午，经人介绍从镇安县来了一位 65 岁十分消瘦的汪姓男子，主诉：全身肌肉奇痒 30 多年了，先后四处求医治疗几十年，去上海某山医院诊断为皮肤瘙痒症。有好几次都想轻生，肌肉发痒一天 24 小时不间断，天气变化瘙痒会更加剧烈难忍。观舌苔白腻，脉搏平稳无异常，轻度畏寒。用当归饮子汤加枳实、炒白术各30克，及善搜骨肉之风的皂角刺、制草乌各10克，细辛6克。14剂，水煎饭后分2次口服。7月4日下午，患者来复诊时说，服药前3剂时瘙痒更加严重，第5剂后瘙痒慢慢消失了，这次复发是由于前几天参加婚宴，饮酒多了点，瘙痒又出现了，但没有以前严重。后继守上方加葛根30克，水煎服。并告诉患者忌口大于用药治疗。该患者全身皮肤奇痒见图5-74。

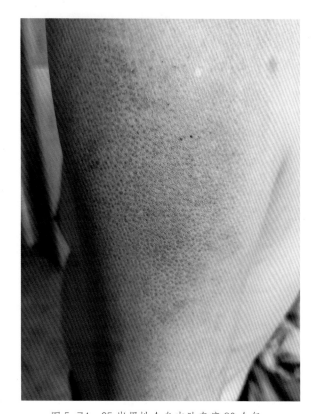

图5-74　65岁男性全身皮肤奇痒30余年

（5）荆芥方加减治疗。

治则：疏风解表，清热解毒，止痒消食。

处方：荆芥、防风、薄荷、浮萍各6克，金银花、蒲公英、生地黄各10克，地肤子、焦山楂、炒麦芽、丹皮各8克，甘草6克。水煎服。适用于幼童小儿痒疹。

（6）中药验方加减治疗。

治则：清热祛风，活血化瘀，养血润肤。

处方：生地黄30克，丹参15克，当归12克，黄芪、防风、地肤子、桃仁、红花各9克，三棱、莪术各10克，甘草6克。水煎服。适用于成人痒疹。

（7）桂枝汤加减治疗。

处方：桂枝、白芍、炙甘草、大枣、生姜。酌情加当归、生地、何首乌等。

（8）《金匮要略》百合地黄汤以养心润肺清余热，联合黄芪当归汤同用治之。

（三）注意事项

（1）平时加强营养，勿饮酒。保持情绪稳定。

（2）不要用盐水和过烫热水刺激皮肤。

（3）幼童患痒疹者，应平时保持消化功能正常，远离动物，以免被寄生虫叮咬诱发疾病。

第十节　丘疹性荨麻疹

丘疹性荨麻疹，中医病名为"水疥""土风疮"等。皮损主要发生在躯干、四肢近端处。皮疹呈纺锤形，顶端有小水疱，剧痒（图5-75、图5-76）。病程约10天，愈后遗留有暂时性淡褐色斑。多为各类昆虫及跳蚤等寄生虫叮咬，消化不良，药物过敏等引起的一种风团样丘疹性皮肤病。常见于幼童及青少年。

（一）自疗

（1）口服消食类药物，如大山楂丸、健胃消食片、鸡内金片。适用于消化不良的患者。

（2）口服中成药：防风通圣丸。

（3）季德胜蛇药片适量研末。75%酒精调糊状外搽患处。

（4）大黄适量研末，调糊状外搽患处。

（5）炉甘石洗剂外搽患处。

（二）医生指导治疗

（1）口服西药：病毒灵片。

（2）抗过敏药物口服：如醋酸泼尼松片、扑尔敏片、赛庚啶片、盐酸西替利嗪片、氯雷他定片。

（3）外用：皮质类固醇乳剂，如肤轻松、皮炎平、地塞米松等软膏。

（4）对皮疹糜烂感染者，可用抗生素软膏外用，如百多邦、红霉素、氯霉素。

（5）蛇床子、苦参、地肤子、荆芥、防风、马齿苋、明矾、艾叶各10克。水煎外洗。

（6）中成药：启脾丸。适用于幼童、反复发作丘疹性荨麻疹者。

（7）小儿健肤饮（张志礼教授方）。处方：金银花、栀子、白鲜皮、淡竹叶、灯心草、焦山楂、地骨皮、绿豆皮。水煎服。

（8）五味消毒饮加减治疗。处方：金银花、蒲公英、野菊花各15克，紫花地丁、马齿苋、山楂、防风、生地黄各10克，荆芥6克，甘草4克。水煎服。

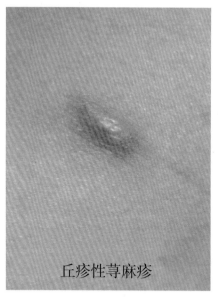
丘疹性荨麻疹

图5-75 丘疹性荨麻疹

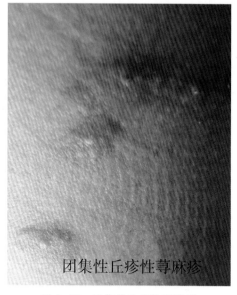
团集性丘疹性荨麻疹

图5-76 团集性丘疹性荨麻疹

（三）注意事项

（1）患病时尽量少抓搔，以免继发感染。

（2）讲究卫生，消灭臭虫、虱等寄生虫。

（3）预防食物过敏，保持消化功能正常，勿积食。

（4）复发性幼童，不要接触猫狗等动物。

第十一节　荨麻疹

　　荨麻疹，分为急性和慢性两种。中医病名为"瘾疹""风疹块"等。俗称风实疙瘩。皮损可发生于全身各处，严重者也可侵犯脏腑。临床表现为，皮肤上出现大小不等、突然形状不规则的片状风团，呈鲜红色或苍白色，瘙痒剧烈，风团忽起骤退，消退后不留瘢痕。本病病因比较复杂，病机变化多端，形成慢性者，常受内外诱因反复发作，缠绵难愈。气候变化、食物、酒类、海鲜、药物、化纤等都是诱发荨麻疹的原因。常见荨麻疹见图5-77~图5-79。

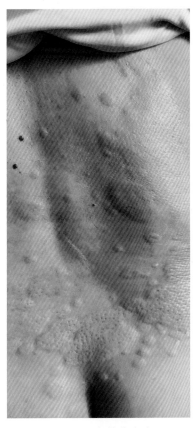

图5-77　急性荨麻疹

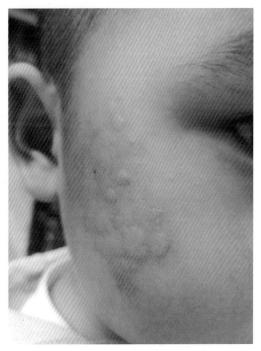

图5-78　颜面急性荨麻疹

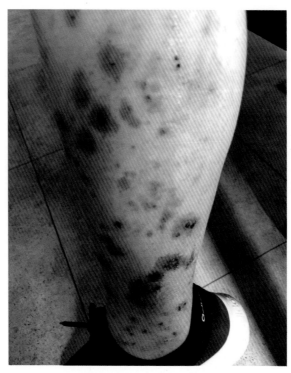

图5-79　45岁女性渗出性荨麻疹

（一）自疗

（1）中成药治疗选用：防风通圣丸、补中益气丸、九味羌活丸、藿香正气水、玉屏风丸或玉屏风（散）口服液、祛风止痒颗粒。

（2）消化不良者，内服消食类中成药：归脾丸、健脾丸、保和丸。

（3）单方：地肤子15克。水煎服。

（4）鲜马齿苋适量，水煎待凉外洗，或香樟木适量煎汤熏洗。效佳。

（5）慢性荨麻疹民间方：榆树皮适量同鸡蛋水煮后，每次1个鸡蛋食用。每日3次。

（6）取干桂圆壳60克，水煎两次中和后待温外洗，每日3~5次。治疗期间饮食要清淡，忌生冷、酒及辛辣食物。通过数天的外洗防治，能慢慢改善患者过敏体质。

（二）注意事项

（1）荨麻疹发病严重者，甚至影响呼吸困难时，切莫自行处理，应及时去医院急诊治疗。

（2）有荨麻疹病史者，应积极避免冷热、酒、花粉植物、药物以及辛辣海产品等其他过敏诱因。患者应自我找出过敏规律发病源，予以预防。

（3）凡临床治疗皮肤病，皮下有蚁行感者，辨证方中加羌活效果显著。

（三）医生指导治疗

1.急性荨麻疹常规治疗

（1）口服：抗组胺药物，如扑尔敏，赛庚啶片等。

（2）口服：皮质类激素药物，如地塞米松片，醋酸泼尼松片，或口服盐酸西替利嗪片（比特力）。

（3）葡萄糖酸钙注射液，静脉注射。

2.急慢性荨麻疹分型治疗

（1）风热型荨麻疹。

特点：急性发作，风团呈红色，遇冷缓解（图5-80）。

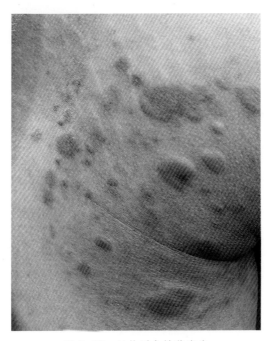

图5-80　风热型急性荨麻疹

治则：辛凉解表，疏风清热。

方用一：祛风清热饮加减。

处方：黄芩、当归、赤芍、防风、荆芥、浮萍、蝉蜕、大青叶。水煎服。

酌情选用加减：丹参、丹皮、白鲜皮、地肤子、冬瓜皮、生地黄、黄柏、苦参、金银花、桑白皮、大黄、甘草。

方用二：疏风清热饮（苦参，皂角，皂角刺，全蝎，防风，荆芥，金银花，蝉蜕）（《医宗金鉴》），去皂角，加丹皮、赤芍、刺蒺藜、夜交藤治疗。

黄柏合苦参，是治疗荨麻疹之要药，临床组方常用，对脉数而热胜者，效果会更为尤著。

（2）风寒型荨麻疹。

特点：遇冷加重，即寒冷性荨麻疹。风团色淡红粉而白。多见于女青年（图5-81）。

治则：辛温解表，宣肺散寒，疏风止痒。

方用一：麻黄汤（《伤寒论》）。

处方：麻黄、杏仁、桂枝、炙甘草。水煎服。

加减：白术。出汗即愈。

方用二：麻桂各半汤加减。

处方：麻黄、杏仁、生姜、甘草、浮萍、白鲜皮、丹皮、陈皮、丹参、防风。水煎服。

加减：受冷或接触冷水诱发者加制附子、制草乌。遇风诱发加重者加生黄芪、白术、防风（三者为中成药：玉屏风丸），以祛风固表。

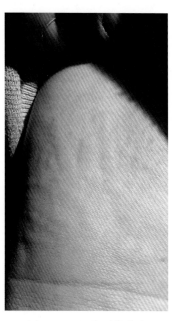

图 5-81 风寒型荨麻疹

浮萍为治疗荨麻疹的主要药物，性浮体轻，其发汗作用胜于麻黄，下水捷于通草，可使风从外散，湿从下行。此药可透达表里，散风清热消肿。有收缩毛细血管和解热作用。

方用三：右归饮（《景岳全书》）。

处方：熟地黄、山药、枸杞子、杜仲、山萸肉、肉桂、附子、炙甘草。水煎服。

此方加生黄芪。防治反复感冒效果理想。

方用四：四君子汤（《和剂局方》）。

处方：党参、白术、茯苓、炙甘草。

酌情选用加减：加黄芪，防风益气固表。

加阿胶补血以辅之，再佐以理气悦脾之陈皮、木香、乌药，使黄芪阿胶补而不腻滞，内托外散。另加既能活血祛瘀、利水消肿，又能清热解毒用于皮肤痒疹的益母草，目的在于"治风先治血，血行风自灭"。适用于慢性荨麻疹急性发作型（图5-82）。

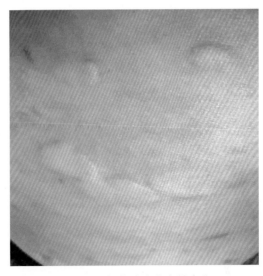

图5-82　慢性荨麻疹急性发作

采用四君子汤加减，注重甘温益气，调理脾胃功能，是临床治疗风寒型荨麻疹又一理想法则。

方用五：验方。

功能：清热疏风，活血通经。

处方：胡麻仁30克，何首乌、连翘各9克，赤小豆15克，苦参、石菖蒲、甘草各6克，麻黄3克。水煎服。此方尤适用于洗澡后诱发荨麻疹加重者。

方用六：穴位注射疗法。

选穴：双血海、双曲池、双三阴交。穴位见图5-83~图5-85。方法：用5毫升一次性注射器，抽取患者肘静脉血5毫升左右后，分别快速直刺射每穴1~1.5寸深。每5天1次，25天为1个疗程。

方用七：西药塞庚啶，对风寒型荨麻疹效果显著。

（3）胃肠实热型荨麻疹。

特点：荨麻疹发作时多兼有胃肠道不舒症状，临床多见腹痛。

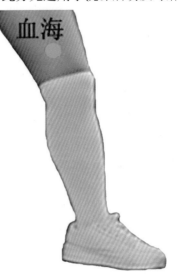

图5-83　血海穴位

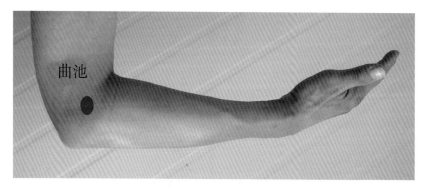

图 5-84　曲池穴位

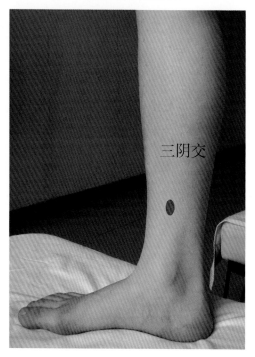

图 5-85　三阴交穴位

治则：祛风解毒，通腑泄热。

方用：防风通圣散（《宣明论》）。

处方：防风、荆芥、连翘、麻黄、薄荷、川芎、炒当归、炒白芍、炒白术、黑栀子、酒大黄、芒硝、生石膏、黄芩、桔梗、滑石、甘草（现临床多用防风通圣丸中成药）。

汤药酌情加减：便秘者加生大黄（后下）、枳实、芒硝。

腹泻者加金银花炭、炒黄芩，去方内大黄。

腹痛者加延胡索、川楝子。

（4）蛋白胨型荨麻疹。

特点：在暴食大肉或海产品后发病，并有精神激动和大量饮酒时，食物中的蛋白胨未被消化，即经胃肠道黏膜吸收入血，而引起的皮肤发红，兼起风团，伴有乏力，头痛。此型急性荨麻疹病程很短，一般持续48小时左右。吃羊肉、饮酒后出现蛋白胨过敏性荨麻疹（图5-86）。

治则：消食导泻。

中药治疗：大山楂丸、健胃消食片等。

西药治疗：严重者给予导泻药。如50%硫酸镁40毫升，1次口服导泻。

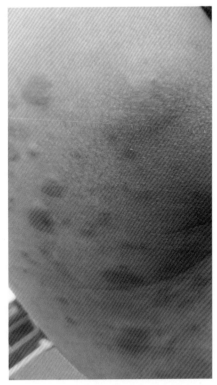

图5-86　饮酒后蛋白胨型荨麻疹

（5）阴血不足，血虚受风型荨麻疹。

特点：为反复发作，迁延日久的慢性荨麻疹。午后或夜间加重，伴心烦易怒，口干，手足掌心发热。

治则：滋阴补气养血，疏散风邪，润肤止痒。

方用一：当归饮子汤（《严氏济生方》）。

处方：生黄芪、防风、当归、荆芥、刺蒺藜、生首乌、白芍、生地黄、川芎、荆芥、甘草。水煎服（方中必须用：生黄芪、生首乌）。加减：麻黄。

《冯氏锦本秘录》说："虚为百病之由，治虚为去病之要。"这一学术观点，对指导治疗气血虚弱型慢性荨麻疹很有意义。

方用二：经验方。

处方：生黄芪30克，刺蒺藜20克，当归、桂枝、熟地黄、白芍、党参各15克，肉桂、甘草各6克。水煎服。此方尤适用于气血双虚型慢性荨麻疹、顽固性皮肤瘙痒症、慢性夏季见光皮炎。

方用三：过敏煎（祝谌予教授方）。

处方：防风、银柴胡、乌梅、五味子各 10 克。水煎服。

酌情加减：遇风寒发荨麻疹者，加桂枝、麻黄、升麻、荆芥。

遇风热发荨麻疹者，加菊花、蝉蜕、金银花、薄荷。

血热荨麻疹者，加紫草根、丹皮、白茅根。

遇冷空气过敏发荨麻疹者，加桂枝、白芍、生姜。

患过敏性紫癜者，加茜草根、旱莲草、仙鹤草、荆芥炭。

方用四：逍遥散（《和剂局方》）。

处方：当归、白芍、白术、白茯苓、薄荷、生姜、炙甘草。水煎服。
此方加钩藤、鸡血藤。尤适用于荨麻疹夜间加重者。

方用五：西药治疗。

a. 以抗组胺药物为主。不宜使用类固醇皮质激素药物治疗。b. 口服维
生素 K。每日 5~10 毫克。c. 维生素 B_{12} 肌注。0.25~0.5 毫克。d. 安泰乐对
此型荨麻疹临床效果理想。

（6）冲任不调型荨麻疹。

特点：发疹有周期性。常在经前发生，经期皮疹严重，停经后减轻消失。
发病时伴神疲乏力。

治则：调摄冲任。

方用一：中成药：逍遥丸或六味地黄丸。内服时最好以丹参 30 克，
水煎冲服中成药。

方用二：桃红四物汤（《医宗金鉴》）。

处方：桃仁、红花、当归、熟地黄、白芍、川芎。水煎服。加丹参 30
克，临床效果会更好。

颜德馨教授经验：在桃红四物汤中加升麻，对治疗再障性贫血、粒细
胞缺乏症、血小板减少症效果理想。

方用三：维生素 E。长期口服对月经前发作的荨麻疹，月经异常引起
的荨麻疹，风寒型荨麻疹等其他类型严重荨麻疹均有理想效果。

（7）心脾两虚型荨麻疹。

特点：多见于精神型和压力、人工型荨麻疹。临床表现为体弱，失眠
多梦，健忘，怔忡（心脏跳动得很厉害），心悸盗汗，夜里发病，汗后发疹，

皮疹色淡而痒，颜面口唇发白。

治则：益补气血，固表止汗。

方用：玉屏风散合多皮饮加减。

玉屏风散（《丹溪心法》）：生黄芪、白术、防风。主治：虚寒型荨麻疹。

多皮饮（《赵炳南临床经验集》）。多皮饮是根据《六科准绳》中的五皮饮化裁而来的，五皮饮（地骨皮、桑白皮、大腹皮、五加皮、生姜皮）加白鲜皮、丹皮、赤苓皮、冬瓜皮、扁豆皮、川槿皮为多皮饮。主治：亚急性、慢性荨麻疹。

酌情选用加减：熟地黄、白芍、当归、浮萍、刺蒺藜、夜交藤。

现代药理研究表明：夜交藤具有性激素样作用，其所含男性激素能直接刺激皮脂细胞产生皮脂，从而消除皮肤干燥，达到止痒效果。

新受寒邪者可重用：干姜皮、陈皮。

热邪较重者可重用：桑白皮、地骨皮、丹皮。

湿邪较重者可重用：冬瓜皮、茯苓皮、大腹皮、扁豆皮。

风邪较重者可重用：五加皮、白鲜皮、防风。

（8）人工型荨麻疹。

特点：用手抓、钝器划皮肤后，沿划痕可发生条状隆起，并伴有瘙痒，慢慢消退。俗称皮肤划痕症。皮损呈淡白色，或红色（图5-87）。

治则：养血安神，益气固表。

方用一：玉屏风散加减。

处方：生黄芪、防风、白术、干姜皮、陈皮、五加皮。水煎服。适用于淡白色皮损者。

方用二：朱仁康教授经验方。

处方：生地黄、当归、赤芍、紫草根、玄参、知母、生石膏、甘草。水煎服。适用于皮损色红者。

朱氏认为，血热风热。由于心经有火，血热内盛，热甚生风，治疗以重用凉血清热消风药物为主，夹瘀时略佐活血之品。

方用三：金鉴消风散（朱仁康）。

处方：生地黄、生石膏各30克，当归、赤芍、苦参、荆芥、知母各9克，蝉蜕5克，甘草6克。水煎服。适用于血热（皮损色红）人工型荨麻疹。

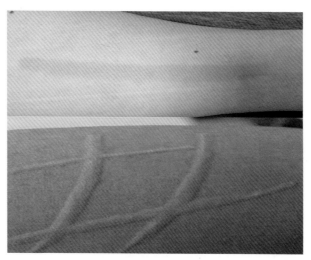

图 5-87　人工型荨麻疹

本方加紫草根 15 克，治疗玫瑰糠疹有佳效。

方用四：西药安泰乐。

（9）压力型荨麻疹。

特点：人体皮肤持续受压 4~6 小时，受压局部即可发生肿胀，累及皮肤和皮下组织，一般持续 8~12 小时才会消退。临床多见于双足底部、臀部、裤带下等受压迫的皮肤部位，同皮肤划痕症荨麻疹机制相似（图 5-88、图 5-89）。

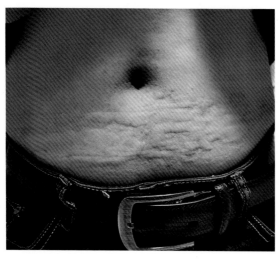

图 5-88　皮带压力型荨麻疹

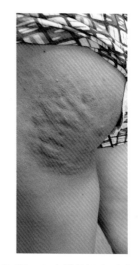

图 5-89　久坐臀部压力型荨麻疹

①治疗方法同人工型荨麻疹。朱仁康教授认为，临床治疗应以活血祛风为主。辨证方加减变化，风热者加金银花、连翘。风寒者加麻黄、桂枝。

②百合地黄汤加酸枣仁，适用于压力性腰股处荨麻疹。

另外，凡压力型和血清病型荨麻疹、疫苗或药物引起的荨麻疹，患者多见头痛、关节痛、淋巴结肿大，皮损多见环形风团样（图5-90）。

（10）药物型荨麻疹。

特点：为接触某种药物后引

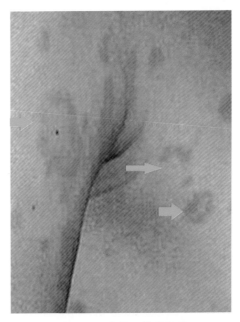

图5-90　皮损环状荨麻疹

起的荨麻疹。临床发病突然，皮疹量多，遍及全身，分布均匀，持续时间较长，不易消退，色鲜红，有时呈出血样，瘙痒剧烈，发热烦躁，口干喜饮，大便干。为体内毒热炽盛（图5-91）。

治则：清热解毒凉血。

方用：石蓝草方合凉血五根汤化裁（《张志礼皮肤病医案选萃》）。

石蓝草汤：生石膏（先煎）、马齿苋、生地黄、车前草、板蓝根各30克，滑石60克，龙胆草、黄芩、甘草各10克，丹皮、赤芍各15克。

凉血五根汤：白茅根、紫草根各30克，瓜蒌根、茜草根、板蓝根各15克。

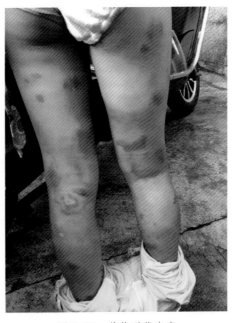

图5-91　药物型荨麻疹

（11）儿童虫积伤脾型荨麻疹。

特点：患儿多体弱消瘦，面黄有"虫斑"，偶有牙龈肿痛、龋齿或脐周疼痛。

治则：健脾消导，驱虫止痒。

方用：小儿健肤合剂（张志礼）。

处方：金银花、栀子、白鲜皮、灯心草、淡竹叶、地骨皮、焦山楂、绿豆皮，加乌梅。水煎服。

（12）脾胃湿热，风热乘肺，气滞血瘀型荨麻疹。

特点：常因饮食不节，酒精过敏，脾胃湿热蕴蒸而被风邪侵袭发病，或有慢性胃肠疾病、肝胆疾病等潜在病灶。

治则：通腑泄热，解表健脾舒肝。

方用一：除湿胃苓汤或茵陈蒿汤加减。

处方：除湿胃苓汤（张志礼）：苍术、厚朴各10克，陈皮、泽泻、枳壳、炙甘草各9克，滑石、白术、猪苓、黄柏、赤苓各12克。

处方：茵陈蒿汤（《伤寒论》）：茵陈60克，栀子、大黄各9克。

方用二：麻黄连翘赤小豆汤（《伤寒论》）。

处方：麻黄、连翘、杏仁、赤小豆、桑白皮、大枣、炙甘草。本方适用于皮肤发黄患者。说明伤寒外感病中，瘀热在里所致的皮肤发黄证，兼有表证者。

王琦教授用麻黄连翘赤小豆汤，加紫草根、茜草根、益母草，治紫癜性肾炎，取得理想效果。

（13）风热束肺型荨麻疹。

特点：为上呼吸道感染、扁桃体炎、日光过敏诱发荨麻疹。

治则：祛风清热，解表止痒。

方用：荆芥方加减（张志礼）。

处方：金银花12克，生地黄、黄芩、丹皮、牛蒡子各9克，薄荷、僵蚕、防风、荆芥穗、浮萍、甘草各6克，蝉蜕3克。水煎服。

（14）胆碱能型荨麻疹。

特点：皮疹呈小丘疹状。多见于青年人。由于运动或受热，情绪紧张，进食热饮，或因酒精及饮料使身体深部的温度上升等诱发因素，促使乙酰胆碱作用于肥大细胞而发生皮疹。皮损呈1~3毫米小风团丘疹，周围有明显红晕，有时可见卫星状风团。某男，38岁，吃羊肉饮酒后过敏出现的胆碱能型荨麻疹见图5-92。凡临床对患者用抗组胺药物无效时，可考虑为荨麻疹性血管炎。

治则：养血安神，清热除烦。

方用一：酸枣仁汤加减(《金匮要略》)。

组方：酸枣仁、知母、茯苓、川芎、炙甘草。水煎服。

酌情加减：生地黄、白鲜皮、黄芩、栀子、大黄。

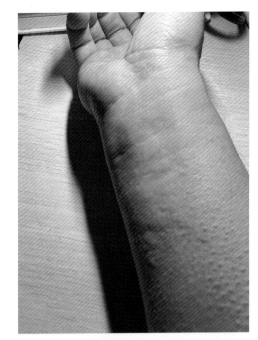

图5-92　38岁男性吃羊肉饮酒后出现胆碱能型荨麻疹

方用二：小柴胡汤加减治疗。

方用三：西药安泰乐、赛庚啶、阿托品、麻黄素。其中安泰乐对此型荨麻疹，效果优于其他抗组胺药物。

（15）血管水肿型荨麻疹。

特点：主要发生于皮肤组织疏松的部位，如眼睑、口唇、外生殖器等部位。多单发，偶发于两处以上。皮损为突然发生的局限性肿胀，累及皮下组织，边界不清，皮损色淡红，或色正常，皮损表面光亮，手触时有弹性感，24~72小时可以逐渐消退。也可以在同一部位反复发作，皮损多见巨大（图5-93）。另外，若皮损发生于喉头黏膜处，能引起讲话和呼吸困难，严重者能导致患者停止呼吸而死亡。一般无全身症状（图5-94）。

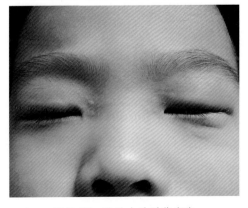

图5-93　眼睑水肿型荨麻疹

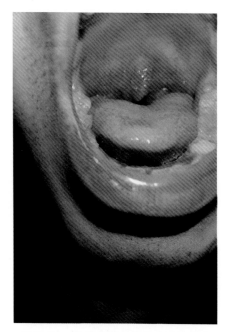

图 5-94　喉头黏膜口唇水肿型荨麻疹

《临床皮肤病学》阐述此病发病机制为：本病主要由真皮深部和皮下组织小血管受累，组胺等介质导致血管扩张，渗透性增高，渗出液自血管进入疏松组织中，形成局限性水肿。又认为，本病与遗传有关。

方用一：西药治疗，常用抗组胺药有效。静脉注射氨茶碱。口服麻黄素。发病严重时，快速皮下注射 0.5~1 毫升肾上腺素。若患者有心血管疾病应慎用。

方用二：中成药归脾丸，口服有效。

（16）血瘀型荨麻疹。

特点：皮疹色黯红，呈块状，多见于身体受压部位。

治则：活血通络，消风止痒。

方用一：活血祛风汤（《朱仁康临床经验集》）。

处方：红花、桃仁、当归、赤芍、荆芥、刺蒺藜、蝉蜕、甘草。水煎服。

方用二：通经逐瘀汤（朱仁康）。

处方：红花、桃仁、赤芍、地龙、皂角刺、刺猬皮、连翘。水煎服。

（17）顽固型荨麻疹。

特点：为反复发作迁延日久的慢性荨麻疹。皮疹无名原因瘙痒泛发。

治则：活血补血，祛风除热，益气健脾补肾。

方用一：中成药归脾丸、血府逐瘀口服液。

方用二：活血祛风汤加减治疗。

处方：红花、桃仁、赤芍、当归尾、防风、荆芥、刺蒺藜各 10 克，鸡血藤、丹参各 15 克，蝉蜕、甘草各 6 克。水煎服。适用于日久不愈的慢性荨麻疹、受压迫性荨麻疹。

方用三：搜风败毒汤加减治疗。

处方：乌梢蛇15克，金银花、黄芩、羌活、首乌藤、防风、白芷各12克，荆芥、连翘各9克，蝉蜕、甘草各6克。水煎服。适用于顽固性慢性荨麻疹、皮肤瘙痒症以及泛发性神经性皮炎。

方用四：黄芪桂枝五物汤（《金匮要略》）。

处方：生黄芪、桂枝、白芍、大枣、生姜。水煎服。

酌情加减：当归、丹参、白鲜皮、防风、生地黄、刺蒺藜。适用于反复发作的慢性荨麻疹。受风吹后刺激头面部，露出部位易反复发作的荨麻疹见图5-95、图5-96。

方用五：荨麻疹方（明代董宿《奇效良方》）。

处方：威灵仙15克，石菖蒲10克，苦参12克，何首乌30克，芝麻50克。上药共研细末，水泛为丸。每次6克。每日3次内服。适用于不明原因的皮肤瘙痒症、顽固性慢性荨麻疹。一般连服14天为1个疗程。本方不适宜于风寒型荨麻疹。

黑芝麻对肾脏有益。白芝麻对肺脏有益。红芝麻对心脏有益。灰芝麻对消化有益。

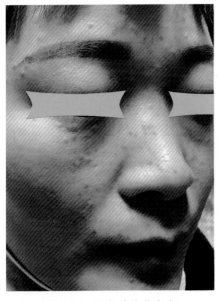

图5-95　面部受冷荨麻疹

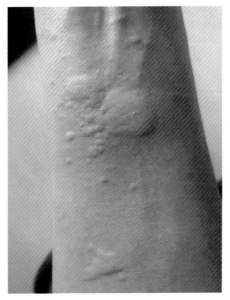

图5-96　手腕内侧受冷荨麻疹

方用六：穴位疗法，火罐疗法。

处方配穴：双血海、双曲池、双三阴交（图5-83~图5-85）。双环跳、双合谷、双承山、双委中、双承扶、双风市、双足三里、肺俞穴（图5-97~图5-103）。

临床应用：皮疹发于四肢躯干者，重点揉按双血海、双曲池。皮疹发于头面者，重点揉按双合谷。皮疹发于臀部、膝部后面、腰部者，重点揉按双环跳、双委中、双承扶。皮疹发于小腿者，重点揉按双承山。慢性荨麻疹急性发作时，用火罐拔神阙（图5-104~图5-106）。

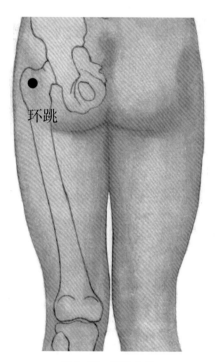

图5-97 环跳穴位

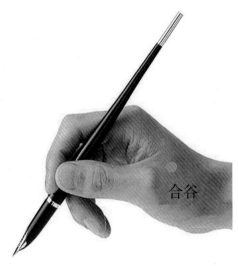

图5-98 合谷穴位

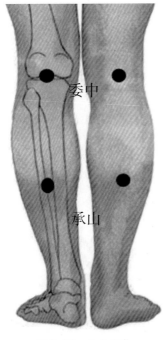

图 5-99　承山穴位

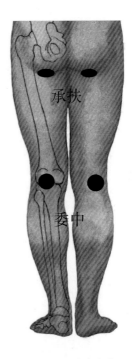

图 5-100　委中穴位

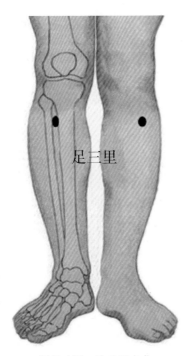

图 5-101　足三里穴位

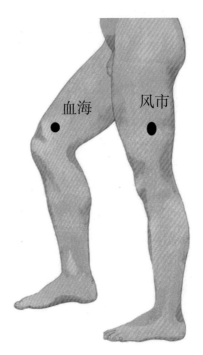

图 5-102　风市穴位

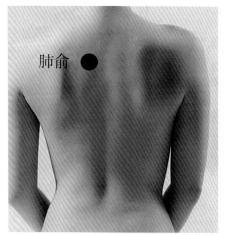

图 5-103 肺俞穴位

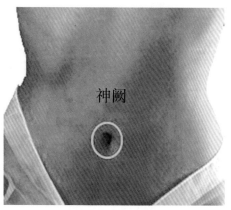

图 5-104 神阙穴位

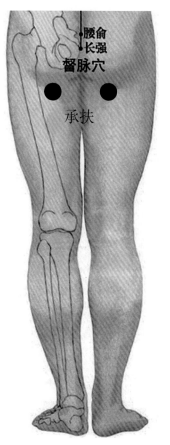

图 5-105 承扶穴位

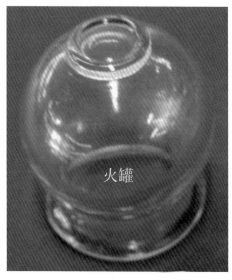

图 5-106 火罐

第十二节　单纯糠疹

单纯糠疹，中医病名为"虫斑""桃花癣""吹花癣"等。俗称虫斑。主要发生在面部，儿童多见（图5-107），也可见于颈、肩、上臂及其他部位。皮损表现为淡白色或淡红色斑片，边缘清楚，无明显自觉不适症状，表面干燥，附有少量灰白色糠状鳞屑。病程漫长，可自愈，愈后不留瘢痕。

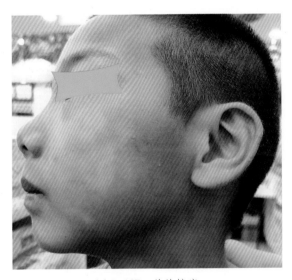

图 5-107　单纯糠疹

（一）自疗

（1）枯矾粉调糊外搽皮损处。

（2）硫黄软膏外搽患处。

（3）甘草油外涂患处。

（4）鲜香蕉皮外搽。

（二）医生指导治疗

（1）中药：九华膏外搽。

（2）苦参、硫黄、甘草各等量，研末调油膏外涂。

（3）中药加减治疗。

处方：当归、生地黄、薏苡仁、神曲各10克，山药、炒麦芽、丹皮、鸡内金各9克，使君子6克，生南瓜子仁15克，甘草5克。水煎服。

（三）注意事项

（1）忌生冷食物饮料。

（2）勿乱用碱性过强的肥皂外洗。

第十三节　玫瑰糠疹

玫瑰糠疹，中医病名为"血疳疮""风热疮"等。临床主要发生在成人的躯干、颈部、四肢近端，不累及头面部。开始发病为一较大的淡红色斑块状，几天后会出现数块斑疹，俗称"子母斑"。皮损色泽呈玫瑰红或褐色、不规则的圆形，边缘色淡红，表面附有糠状物，周边呈锯齿状，并有不同程度瘙痒感（图5-108）。病程大约40天，有自愈倾向。愈后不留痕迹。

本病中医认为，多因风热之邪蕴于血分，热毒凝结，发于皮肤所

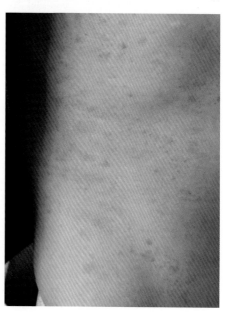

图5-108　玫瑰糠疹

致，若挟湿邪，则病会迁延日久难愈。治疗宜用清热解毒，凉血祛风，除湿。

西医认为，可能是胃肠中毒所致的皮肤表现，或病毒、细菌、真菌、寄生虫感染所致。

（一）自疗

（1）苦参、黄柏、艾叶各50克。水煎外洗。

（2）大黄、硫黄各15克，雄黄6克。共研末调糊外涂。

（3）紫草15克，水煎服。

（4）中成药：板蓝根冲剂口服。

（5）硫黄软膏外用。

（二）医生指导治疗

（1）中成药：银翘解毒丸、防风通圣丸、栀子金花丸。

（2）西药口服：维生素C片、扑尔敏片。

（3）葡萄糖酸钙静脉注射。

（4）黄芩、黄连、黄柏、苦参、苍术各等量，水煎外洗。

（5）针刺疗法：选穴位，合谷穴，风池穴，血海穴，风池穴（图5-109）。

（6）凉血解毒汤加减治疗。

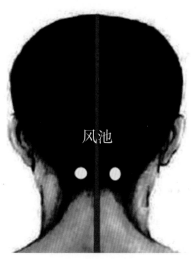

图5-109　风池穴

处方：金银花、地肤子、连翘各15克，板蓝根、生地黄、大青叶各20克，山豆根、紫草、苦参、白鲜皮、生山楂各10克。水煎服。

（三）注意事项

（1）患病时可以用硫黄香皂洗浴。

（2）避免夏天强光暴晒。

（3）忌酒及辛辣刺激性食品。

第十四节　扁平苔藓

扁平苔藓，中医病名为"紫癜风"等。此病皮损可以发生于全身各处。口腔、外阴也可以发病。皮损发病开始为扁平丘疹，呈多角形状，皮屑不易撕剥，日久联合形成苔藓，自觉瘙痒。愈后遗留色素沉着（图5-110~图5-112）。

（一）白疗

（1）硫黄软膏外涂。

（2）肤疾宁膏外贴。

（3）苍术、百部、艾叶、黄柏、鱼腥草、白矾各10克。水煎外洗。

（4）口服中成药：知柏地黄丸。

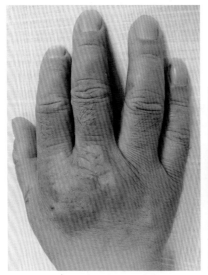

图 5-110　手背扁平苔藓

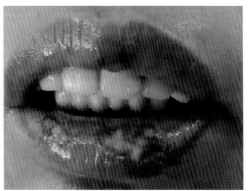

图 5-111　口唇扁平苔藓

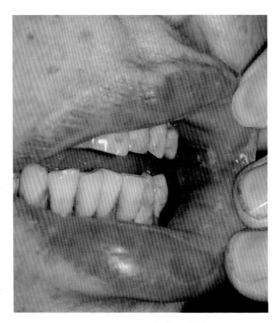

图 5-112　口内扁平苔藓

（5）金银花 15 克。水煎，当茶样常漱口。每日数次。

（二）医生指导治疗

（1）皮损严重瘙痒时，可口服强的松片、扑尔敏片。

（2）局部顽固者，可采用醋酸强的松龙注射液，加等量盐酸利多卡因注射液，混合后皮损下封闭注射。每周1次。

（3）知柏地黄汤（丸）加减治疗。

处方：金银花、生地黄各20克，知母、黄柏、玄参、炙山茱萸各15克，丹皮、茯苓各12克，泽泻、山药各10克，甘草5克。水煎服。适用于口腔扁平苔藓患者。

（4）龙胆泻肝汤加减治疗。

处方：黄芩、半枝莲各15克，龙胆草、车前草、当归各12克，生地黄20克，栀子、木通、黄柏、泽泻各10克，柴胡6克，甘草9克。水煎服。适用于外阴扁平苔藓患者。

（三）注意事项

（1）凡口腔扁平苔藓的女性患者，要正确树立人生观，遇到不顺之心事，要避免精神刺激。

（2）口腔或外阴患有严重增殖性扁平苔藓时，应做病理检查，以防恶变。

（3）患病期间忌酒及辛辣食物。

第十五节　异位性皮炎

异位性皮炎，又称遗传过敏性湿疹，是一种具有遗传倾向的皮肤疾病。皮肤损害常常表现在肘窝内和膝盖后窝内(腘),同中医的"四弯风"相似(图5-113~图5-115)。其家族多有过敏性疾病，如过敏性哮喘、荨麻疹、湿疹等。本病病程长，常常表现为慢性湿疹样皮损，自觉瘙痒难忍。当代著名皮肤病学家张志礼教授认为，本病患者发病与病情加重，多和脾胃功能失调有关，脾虚湿滞是本，风湿热邪是标。故，临床用健脾法治其本，清热除湿解毒治其标。对久病难愈者，在健脾消导的基础上再加养血润肤之药。

（一）自疗

（1）氧化锌软膏。外涂患处。

（2）马齿苋、苦参、黄柏各等量。水煎外洗。

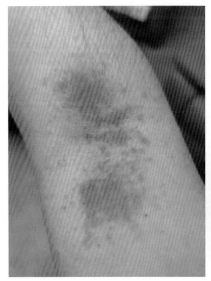

图 5-113 肘内异位性皮炎

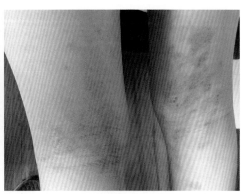

图 5-114 双膝内窝异位性皮炎

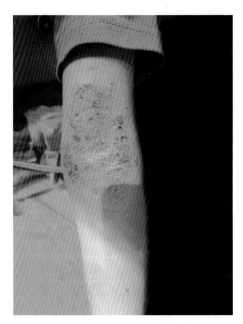

图 5-115 10 岁女孩异位性皮炎急性发作

（二）医生指导治疗

（1）幼童患病，要清脾消导，清热除湿。用下列药物加减治疗：白术、焦山楂、炒麦芽、鸡内金、神曲、薏苡仁、马齿苋、黄芩、大青叶、白鲜皮等。

（2）少年与成人患病，要健脾除湿，养血止痒。应用下列药物加减治疗：炒白术、炒枳壳、炒莱菔子、厚朴、当归、生地黄、白芍、夜交藤、苦参、地肤子、白鲜皮等。或当归饮子汤加减治疗。

（3）西药：口服维生素、金维他等。

（4）感染时可用抗生素予以治疗。

（5）瘙痒剧烈时，口服西药扑尔敏、苯海拉明。

（6）中成药：参苓白术散，适用于幼童患者。龙胆泻肝丸，适用于青壮年患者。八珍丸、归脾丸，适用于血虚皮肤干燥者。

（三）注意事项

（1）患病期间，不要乱用激素类药物治疗。

（2）瘙痒剧烈时，勿用热水烫洗。

（3）尽量减少自己对某物品，或过敏食物接触，以防诱发加重。

第十六节 颜面再发性皮炎

颜面再发性皮炎，中医病名为"毒疹""邪疮"等。主要发生在颜面及颈部，发病与尘埃、化妆品、花粉、日光刺激、疲劳、消化功能、精神紧张等因素有关。皮损为轻度的局限性红斑，伴有瘙痒，常反复发作，并有少量细小鳞屑。多见于20~40岁的女性患者。愈后可以留下轻微的色素沉着（图5-116~图5-118）。

另外，女性卵巢功能障碍、习惯性便秘、自主神经功能紊乱、B族维生素、维生素C缺乏及贫血等，也为本病发生的原因。

（一）自疗

（1）紫草适量，香油小火炸枯后，待凉外搽紫草油。

（2）豆腐皮适量，锅内炒成灰后，研末，香油拌糊外搽。临床效果好。

（3）中成药口服：三黄片，牛黄上清丸，防风通圣丸。

（二）医生指导治疗

（1）验方：金银花10克，薏苡仁30克，野菊花12克，连翘、蒲公英、紫花地丁各9克。水煎服。

（2）皮炎汤加减治疗。

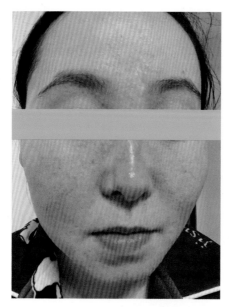

图 5-116　35 岁女性颜面再生性皮炎

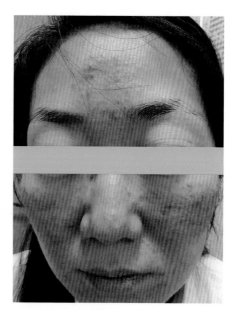

图 5-117　40 岁女性颜面再生性皮炎

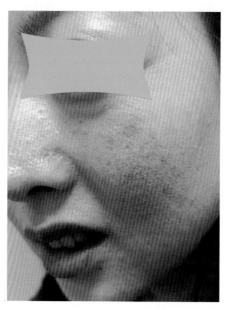

图 5-118　39 岁女性颜面再生性皮炎

治则：清热解毒凉血。

处方：生石膏（先煎）30 克，生地黄 20 克，赤芍 18 克，金银花 12 克，黄芩、连翘、鸡内金、甘草各 10 克。水煎服。

酌情加减：血虚风燥者，上方去石膏、黄芩，加当归、防风、荆芥、白芍等。

（3）荆芥连翘汤去川芎，加大青叶30克，玄参15克治疗。荆芥连翘汤详见夏季皮炎一节。

（4）《伤寒论》48条曰："设面色缘缘正赤者，阳气怫郁在表，当解，熏之……其人躁烦，不知痛处……"临床诊断为表里俱实证，用刘完素的防风通圣散予以解表通里，来表里双解，疏风清热，发汗解达，其治疗颜面通红，热势壅于外表不能发散，令人烦躁心乱，效果十分理想。

（三）注意事项

（1）尽量避免强光刺激、精神紧张压力刺激。

（2）避免与以前有过敏史的物品接触。

（3）勿食辛辣食物，勿用碱性肥皂洗脸刺激。

第十七节　外阴瘙痒症

外阴瘙痒症，中医病名为"阴痒""妇人阴户痒"。临床表现为外阴瘙痒，有抓痕，血痂，皮肤肥厚，有红疹或红斑，糜烂渗液，白带增多黏而有异臭味，夜间瘙痒加重，影响睡眠，病程长。另外，阴虚血燥也可引起外阴瘙痒，且顽固（图5-119）。

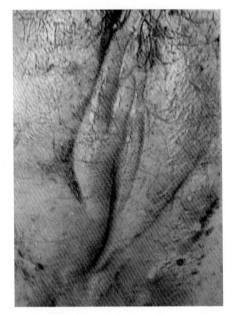

图5-119　外阴瘙痒症

（一）自疗

（1）外用肤轻松软膏。

（2）龙胆草30克，蛇床子25克，明矾10克。水煎外洗。

（3）车前子60克，水煎外洗。

（4）口服：中成药龙胆泻肝丸。

适用于外阴糜烂、白带异常而多引起的外阴瘙痒症。

（二）医生指导治疗

（1）中药外洗：苦参、黄柏、白鲜皮、百部各30克，艾叶、甘草各15克。水煎外洗。

（2）口服：中成药归脾丸。适用于阴虚血燥型外阴瘙痒症。

（3）五味消毒饮加减治疗。

处方：金银花、野菊花、蒲公英、紫花地丁各15克，蛇床子、草薢各12克，苦参、黄柏各10克，土茯苓25克，甘草9克。水煎服。适用于外阴潮湿糜烂性瘙痒。

（4）当归饮子汤加减治疗。

处方：生地黄、生黄芪各30克，淫羊藿、夜交藤、刺蒺藜各20克，防风、何首乌、当归各15克，赤芍12克，川芎、山楂各10克，甘草9克。水煎服。适用于贫血、血燥型外阴瘙痒症。

（5）清燥救肺汤（石膏，杏仁，人参，胡麻仁，阿胶，麦门冬，枇杷叶，桑叶）加熟地黄、山茱萸、枸杞子、桑葚治疗效果佳。

（6）苦参100克，花椒20克，白矾60克。或菟丝子15克，淫羊藿30克。水煎外熏洗。适用于外阴白斑病、外阴瘙痒症（图5-120、图5-121）。

（7）老年人阴道炎、阴部瘙痒症，用生甘草80~100克，水煎熏洗，效果好。

（三）注意事项

（1）瘙痒时禁用热水烫洗，勿用碱性肥皂外洗。

（2）勿食辛辣刺激食物。

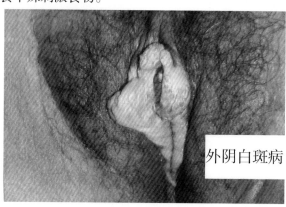

外阴白斑病

图5-120　外阴白斑

（3）有滴虫、霉菌性阴道炎者，应积极治疗。

（4）情绪乐观，以免情绪激动，心理压力大诱发疾病发生。

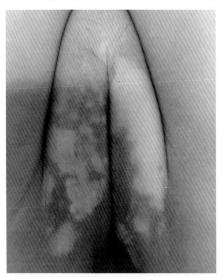

图 5-121　外阴白斑

第十八节　阴囊湿疹

阴囊湿疹，中医病名为"绣球风"。临床表现为阴囊皮肤瘙痒，糜烂渗液，抓痕使皮厚。分为急性、亚急性、慢性阴囊湿疹。愈后遗留有褐色素沉着（图 5-122、图 5-123）。

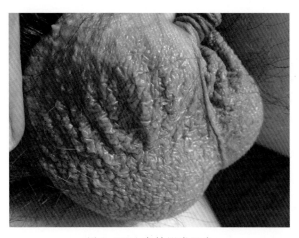

图 5-122　急性阴囊湿疹

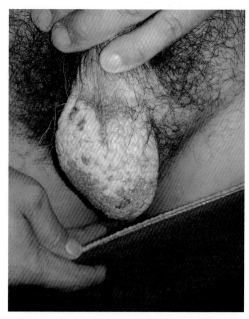

图 5-123　慢性阴囊湿疹

　　另外，临床应将局限性阴癣和阴囊湿疹鉴别区分治疗，阴癣皮损燥而不渗液，局限性易反复（图 5-124）。

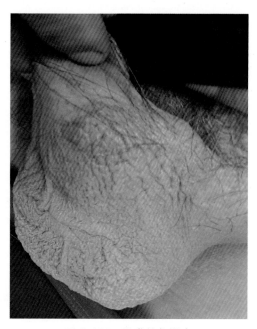

图 5-124　阴囊局部阴癣

（一）自疗

（1）内服：中成药龙胆泻肝丸。适用于阴囊湿疹，阴囊多汗症。

（2）外用：黄连适量。研末调膏外涂。或硫黄软膏、无极膏外涂。

（3）活地龙（蚯蚓）洗净后，将白糖撒其上2小时后，用棉签蘸药水外涂患处。

（4）吴茱萸50克，水煎外洗，每日2次，连用1周至愈。

（5）找自亡乌龟甲烘干研末存性，加少量冰片香油调膏外涂，效果灵验。

（二）医生指导治疗

（1）中成药：九华膏外涂。

（2）外洗：龙胆草50克，苦参30克，地肤子20克，明矾10克。水煎外洗。或沸水冲化芒硝100克，待温外洗。

（3）中药加减治疗。

处方：苦参、龙胆草、黄柏、土茯苓、木通、车前草各10克，丹皮、生地黄各20克，白鲜皮、鸡血藤、赤芍各15克，蝉蜕、干地龙各6克。水煎服。

（4）阴囊湿疹，吴茱萸30~50克，水煎外洗，每日2次，坚持治愈。

（三）注意事项

（1）患病期间禁用热水烫洗。禁饮酒及辛辣刺激食物。

（2）合并感染严重时，应给予抗生素治疗。

第十九节　肛门周湿疹瘙痒

肛门周湿疹瘙痒，简称肛周湿疹。临床表现为肛门周边皮损潮红或色素沉着，糜烂渗液，皮肤逐渐增厚，呈苔藓样，自觉瘙痒难忍，局部常有皲裂。本病病程长，常以肛门口出汗潮湿，心理压力大等，诱发该病反复发作成为慢性（图5-125、图5-126）。

另外，肛门周股癣、肛门裂口应同本病临床加以区别治疗（图5-127、图5-128）。小儿因体内湿热腹泻致肛门周红肿，应同肛门周湿疹区别开来（图5-129）。

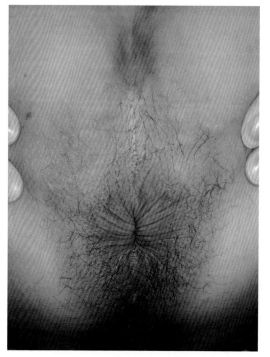

图 5-125 肛门周湿疹

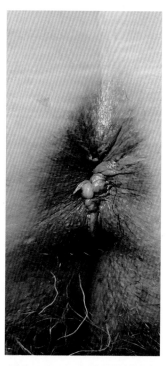

图 5-126 肛门周顽固性瘙痒

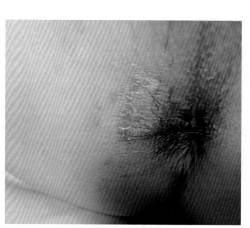

图 5-127 肛门周股癣

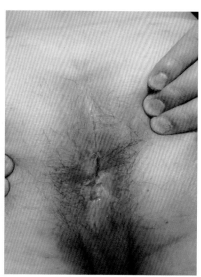

图 5-128 肛门裂

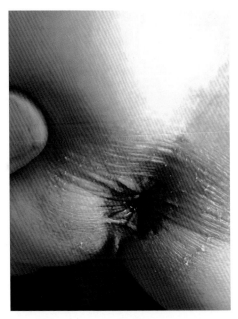

图 5-129 小儿因湿热腹泻致肛门周红肿

（一）自疗

（1）马齿苋60克，苦参30克，黄芩20克，龙胆草18克，明矾10克，艾叶15克，地肤子12克，甘草9克。水煎外洗。适用于肛门周湿疹急性发作者。或用黄连粉、蒲黄粉各等量，调膏外涂。

（2）氧化锌、滑石粉、炉甘石各20克，冰片6克。开水化开坐浴。

（3）九华膏。适用于肛裂者。

（4）硫黄软膏、氧化锌软膏外涂。

（二）医生指导治疗

（1）对顽固性肛门周瘙痒者，可口服中成药归脾丸。

（2）肛门周湿疹急性发作者，可口服中成药龙胆泻肝丸。

（3）苦参、艾叶、地骨皮各30克，水煎后，冲化芒硝20克，樟脑、明矾各10克。待温坐浴。

（4）黄连粉50克，煅石膏粉30克，炉甘石粉20克，硫黄粉15克，黄丹粉9克，氧化锌粉12克，冰片5克。上药共研细粉混合装瓶备用。肛门周湿疹发作时，可取适量药粉调膏外涂。

（5）参苓白术散（《和剂局方》）加减治疗。

处方：党参、白术、马齿苋、茵陈、山药、茯苓各15克，白扁豆、砂仁、莲子肉、桔梗、黄柏、地肤子各10克。水煎服。

（6）肛门瘙痒，夜痒难眠，排便时肛门发热而黏滞不爽，用白头翁汤7剂而愈，继服7剂，巩固疗效。

（三）注意事项

（1）寻找发病诱因，减少复发。

（2）急性湿疹发作时，应积极防治，以免发展为慢性。

（3）勿食刺激性食物，勿用过烫热水坐浴。

（4）内裤洗后要日晒。

第二十节　结节性痒症

结节性痒症，中医病名为"马疥"。本病尤以成人多见，多为过敏性体质，常因蚊虫或其他昆虫叮咬后诱发。皮损好发于下肢小腿伸侧胫面，也可见于上肢及身体其他部位，瘙痒剧烈，皮疹为坚实结节，发病初为小疹，逐渐增大。常散在分布，互相结合，皮损数目多少大小不一（图5-130~图5-134）。

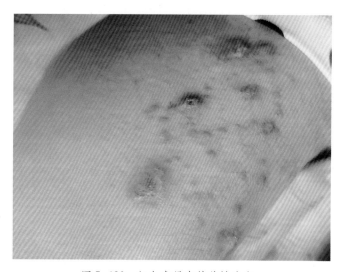

图5-130　红色发展中结节性痒症

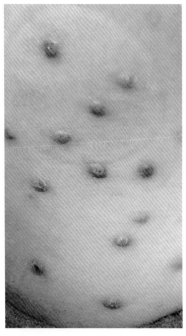

图 5-131　成人躯干结节性痒症

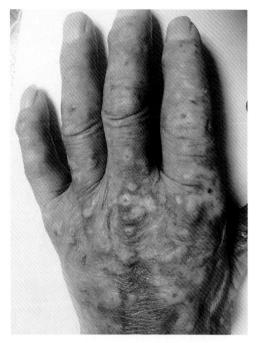

图 5-132　手背部顽固性结节性痒症

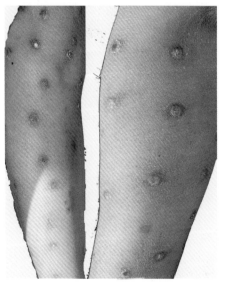

图 5-133　稳固性结节性痒症

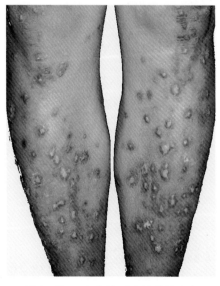

图 5-134　密集性下肢结节性痒症

（一）自疗

（1）中成药口服：乌蛇止痒丸、地龙片。适用于下肢多发性结节性痒疹和各种皮肤瘙痒症。

（2）肤疾宁膏外贴。适用于单发小面积皮损者，皮损抓烂者勿用。

（3）蛇床子60克，75%酒精250毫升，浸泡48小时后，外搽患处。

（4）中成药：大黄䗪虫丸、安宫牛黄丸、八珍益母丸。适用于顽固性坚硬结节者。

（二）医生指导治疗

（1）艾叶、透骨草、地肤子、苍耳子、吴茱萸、花椒各30克。水煎外洗。

（2）中药加减治疗。

处方：乌蛇15克，金银花、连翘、羌活各12克，三棱、莪术各30克，防风、黄连、生甘草各9克，荆芥、红花各5克。水煎服。

（3）醋酸强的松龙注射液，加等量普鲁卡因注射液，在皮损下封闭治疗。每周1次。

（4）醋酸曲安奈德混悬液10毫克每毫升，在皮损基底部封闭注射。

（三）注意事项

（1）防止蚊虫叮咬，以免瘙痒抓破皮肤感染，而诱发结节性痒症。

（2）皮疹早期应及时治疗。

第二十一节　淀粉样变

淀粉样变，属中医"顽癣"范畴。好发于中老年人，以双下肢小腿伸侧胫面对称常见，也可波及大腿、臀部、躯干、上肢伸侧。临床表现为剧烈瘙痒。皮损呈黄色圆形坚硬小丘疹，排列成念珠状，有苔藓样少许鳞屑，抓后皮损有淀粉样物质，故名淀粉样变（图5-135~图5-137）。

（一）自疗

（1）肤疾宁膏外贴。适用于局部小面积淀粉样变皮疹。

（2）土槿皮、白鲜皮各10克，生山楂12克，水杨酸9克。75%酒精250毫升泡48小时后，外搽患处。

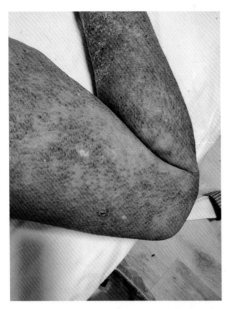

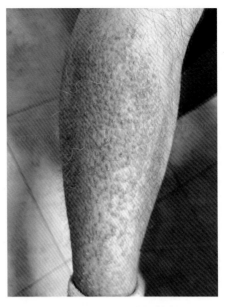

图 5-135 32 岁女性上肢淀粉样变　　　　图 5-136 下肢淀粉样变

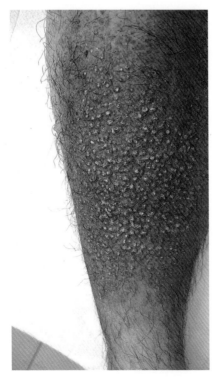

图 5-137 下肢黑色淀粉样变

（二）医生指导治疗

（1）醋酸泼尼松龙混悬液 25 毫克，同盐酸利多卡因注射液、维生素 B_6 注射液混合后，皮损下封闭注射。每周 1 次。

（2）验方：生黄芪、丹参、赤芍、薏苡仁各 30 克，牛膝 12 克，苦参、桂枝、白鲜皮各 10 克，红花、当归各 15 克，制首乌、刺蒺藜各 20 克，甘草 9 克。水煎服。每日 1 剂。2 个月为一疗程。适用于大面积淀粉样变者。

（三）注意事项

（1）忌用过烫热水烫洗。

（2）本病临床时，应同硬皮病加以鉴别区分。硬皮病是一种自身免疫性疾病，好发于 20~50 岁的女性，为中医的"痹证"范畴。临床分为系统性硬皮病和局限性硬皮病。特点为：皮损硬化而肿胀，又以萎缩小血管痉挛狭窄为特征。局限性硬皮病多发于额头、肩、四肢、胸背等处。皮损有片点状、带状。自觉迟钝，偶有刺痛或微痒（图 5-138）。治疗后无痛感，皮肤恢复正常。

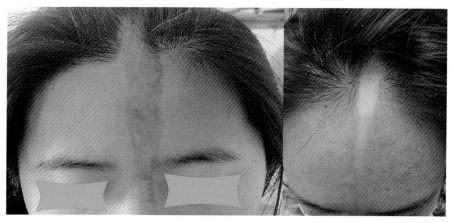

图 5-138　35 岁女性额头局限性线状硬皮病（左图：治疗前，右图：治疗中）

局限性小面积硬皮病，可选用醋酸泼尼松龙注射液，加等量盐酸利多卡因注射液，皮损下封闭治疗。

大面积系统性硬皮病可口服中成药大黄䗪虫丸。

（3）白疕三号治疗（北京中医医院皮肤科经验方）。

处方：苏木、三棱、莪术、赤芍各 30 克，鬼箭羽、红花各 15 克，桃仁 12 克，陈皮、白芍 10 克，木香 6 克。水煎服。

（4）黄芪桂枝五物汤补阳气，通营卫，加酸收的枣皮和辛散的广木香，收散并用治疗硬皮病，坚持5个月有望治愈。

皮肤用手搔时，如同隔着一层布，为气血不能外养，用《奇效良方》中人参养胃汤治之（姜苍术、姜厚朴、半夏各6克，人参、茯苓、草果、藿香、陈皮、炙甘草各3克）。

第二十二节　银屑病

银屑病（牛皮癣），是一种原因不明、常见的无传染性红斑鳞屑性皮肤病。与中医的"白疕""松皮癣"等病类似（图5-139~图5-141）。此病目前仍无特殊西药医治。部分西药虽有一定疗效，但临床证明副作用大，严重者可导致引发肝硬化、白血病，故临床应慎用。银屑病病程长，顽固难治，又受情绪波动，饮食不当等因素影响，易再次复发。银屑病好发于青壮年男女，皮损可波及全身各处。由于银屑病治疗棘手，所以人常说，专家不治癣，治癣便丢脸。

银屑病治疗思路：

（1）血虚：临床表现夜间瘙痒加重。治则：养心。方以四物汤为主加减。

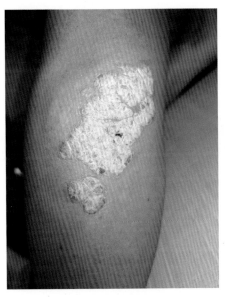
图5-139　寻常性银屑病

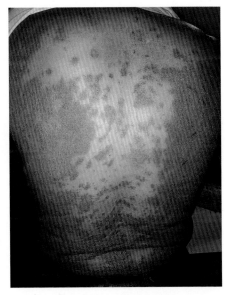
图5-140　稳定性银屑病

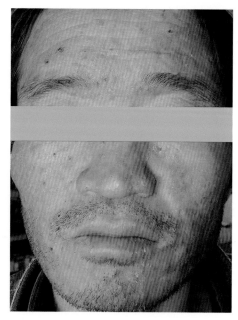

图 5-141　颜面银屑病

（2）血热：临床表现为皮损呈红色、点状、片状形态。治则：清热。方用：黄连解毒汤加大青叶、山豆根、牡丹皮、赤芍药、青黛等。

（3）风燥：临床表现为规律性皮损，季节性加重。治则：祛风。方用：辨证方中加露蜂房、蛇蜕、蜈蚣、全蝎、天麻等。

（4）脾虚：临床表现为与饮食起反应加重。治则：健脾。方用：辨证方合平胃散加焦三仙。

（5）湿重：临床表现为观舌苔湿苔明显，皮损抓破渗液，瘙痒重。治则：祛风除湿。方用：辨证方中加茯苓、苦参、独活、半夏、羌活、土茯苓、薏苡仁等。

（6）女性生理期加重，说明血虚。方用归脾汤加减治疗。

银屑病皮损特征：发病初期，为红色针头大小丘疹，逐渐扩大合成高出皮肤表面的红色斑块，皮疹表面干燥灰白，有鳞屑。用手抠刮皮损后会出现出血点。一般发病初期自觉瘙痒不明显，发病重者自觉瘙痒难忍影响睡眠。银屑病患者因人而异，有的患者治愈后多年无复发，而有的患者可反复发作多年或数十年，有少数患者甚至迁延终身（图 5-142、图 5-143）。

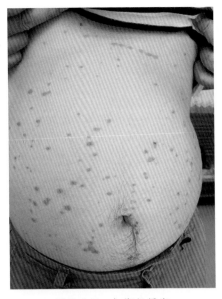

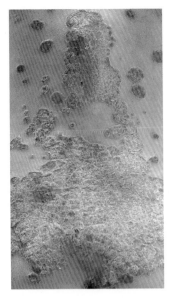

图 5-142　初期银屑病　　　　　图 5-143　稳定性大片银屑病

银屑病中医临床分为血热和血燥两大类型。临床采用清热凉血、养血润肤为主的治疗原则。

一、血热型

临床表现：皮疹色鲜红，发展迅速，称为进行期银屑病。旧的皮疹不断增大，且皮损表皮起鳞屑。多数患者全身发病，伴咽干口渴，心烦，大便干燥（图 5-144）。

治则：清热凉血解毒。

方用：白疕 1 号（赵炳南教授方）。

处方：白茅根、鸡血藤、生地黄、生槐花各 30 克，紫草根、赤芍、丹参各 15 克。水煎服。

酌情加减：风盛者加刺蒺藜、防风、白鲜皮。

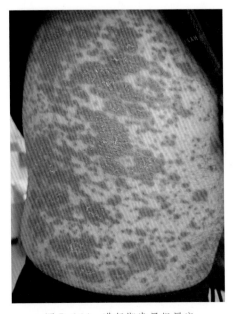

图 5-144　进行期发展银屑病

热盛者加龙胆草、栀子、黄芩、丹皮。

皮损色暗红血瘀者加红花。

夹杂湿邪者加土茯苓、薏苡仁、泽泻。

二、血燥型

临床表现：皮疹发展稳定，病程长，皮疹呈片状或大片融合，鳞屑较厚（图5-145）。

治则：养血润肤，祛风止痒。

方用：当归饮子汤（《严氏济生方》）。

处方：黄芪、防风、刺蒺藜、何首乌、荆芥、当归、白芍、生地黄、川芎、甘草。水煎服。

酌情加减：对银屑病初期或进行期的点状血热型红色皮损者，原方去黄芪、荆芥、防风，选加知母、紫草根、赤芍、丹参、槐花。

对咽喉发炎诱发的银屑病者加大青叶、板蓝根。

对银屑病脾虚者，因饮食不当而引起皮损加重者（除饮酒外），原方去荆芥，加生白术、焦山楂。

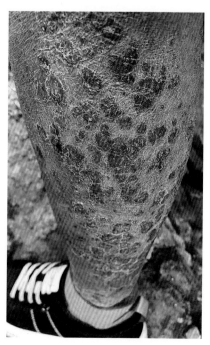

图 5-145　鳞屑较厚银屑病

对患糖尿病兼患银屑病者，皮损有呈队列样排列倾向者（图5-146），原方去防风、荆芥，加地骨皮 30~60 克（临床发现，糖尿病患者不幸又患银屑病者，皮损特点为，以小腿胫面呈纵队列样排列尤为明显，也会出现全身队列样排列皮损）。如果患糖尿病兼患银屑病或其他皮肤病者，应先降血糖，以防出现糖尿病溃烂足病（图5-147、图5-148）。

对血虚银屑病夜间瘙痒加剧者，或女性遇到月经期皮损加重者，原方去荆芥、防风，加丹参、鸡血藤。

对银屑病遇到春秋季节风燥所致加重者，原方酌加全蝎、乌梢蛇、蝉蜕、蜈蚣。

对"瘀能致燥"的寻常性银屑病，皮损干燥瘙痒者（图5-149），原方加倍量生黄芪、鸡血藤、赤芍、麦门冬。

无论哪种类型银屑病，治方中均加解毒息风的土茯苓、露蜂房、全蝎、蛇蜕，均能收到理想效果。

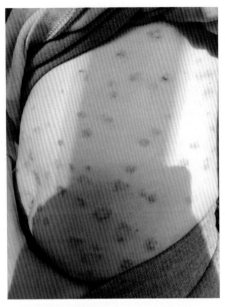

图5-146　糖尿病患者队列状皮损银屑病

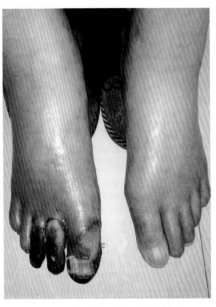

图5-147　糖尿病患者溃烂足坏疽病

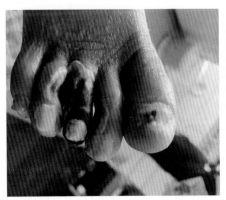

图5-148　糖尿病患者足坏疽病

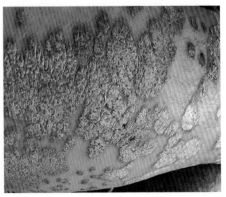

图5-149　皮损干燥银屑病

笔者临床用当归饮子汤，白疕1号，白疕3号加减治疗2例银屑病。1例患者头部银屑病患者治疗前后对比见图5-150~图5-152。1例全身银屑病患者治疗前后对比见图5-153~图5-157。

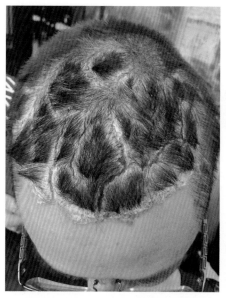

图5-150　30岁男性头部银屑病治疗前

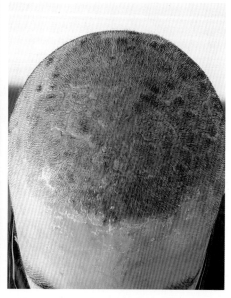

图5-151　30岁男性头部银屑病治疗中

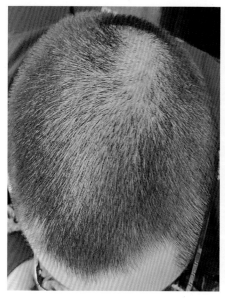

图5-152　30岁男性头部银屑病治愈后

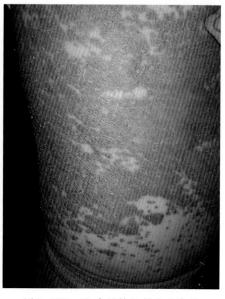

图5-153　38岁男性银屑病治疗前

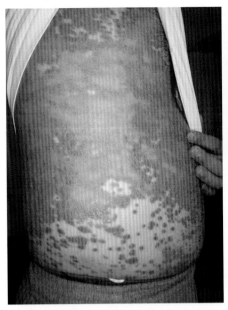
图 5-154 38 岁男性银屑病治疗中

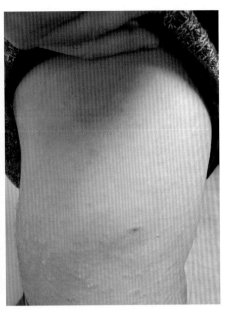
图 5-155 38 岁男性银屑病治疗中

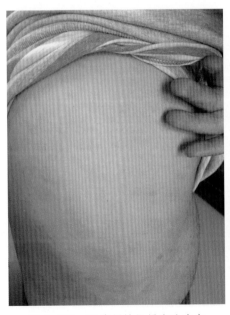
图 5-156 38 岁男性银屑病治疗中

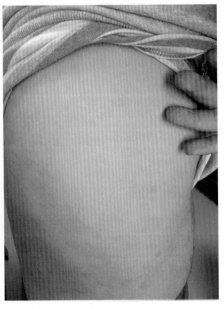
图 5-157 38 岁男性银屑病治愈后

另外，银屑病除血热、血燥两大类型外，根据银屑病的发展，临床又分为以下类型：血瘀型、关节型、湿热型、毒热型等。

血瘀型，即皮损厚而坚硬，色暗红，病程长，皮损常有裂口引起出血疼痛（图5-158）。

关节型，即皮损不但有痂性鳞屑，还有侵犯关节，寒冷季节有加重等特点（图5-159、图5-160）。

湿热型，即皮损呈深红色，皮损有时可起脓疱，皮癣下有渗出黏液湿润样（图5-161）。

毒热型，即皮损潮红色泛发全身，并伴有身热怕冷，自觉有皮肤发热痒痛感（图5-162）。

三、注意事项

（1）防止感染，避免精神刺激。

（2）养成合理的饮食习惯。坚决戒酒。

（3）预防感冒，避免诱发该病发作。

（4）瘙痒时，不要用热水烫洗。不要滥用外用药物，以免诱发红皮症。滥用外用药后引起的皮肤红皮症见图5-163。

（5）寻常性银屑病者，因工作关系不能服汤药时，一是可用虫类中

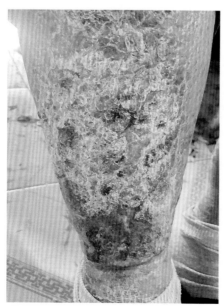

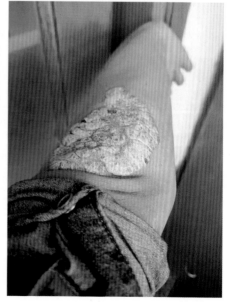

图5-158 血瘀裂口性银屑病　　　　图5-159 关节痂性鳞屑银屑病

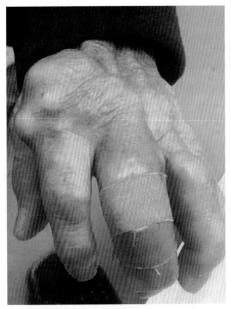

图 5-160　手指关节变形型银屑病

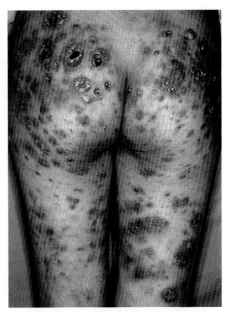

图 5-161　湿热脓疱型银屑病

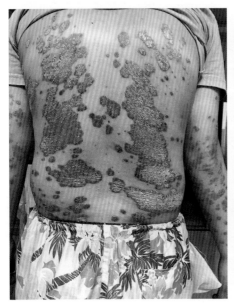

图 5-162　毒热型银屑病

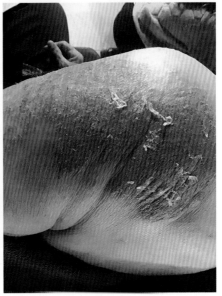

图 5-163　银屑病热水烫洗红皮症

药：全蝎或天龙（守宫，俗称壁虎）（图 5-164）。单味焙干研末内服。

每日 2 次，每次 4~6 克。病愈后需继续服用 30 天以巩固疗效。二是可用复方连翘注射液。每日 2 次肌肉注射，连续 60 天以上。三是用鸡蛋一枚在顶端扎一个孔，让清液流尽，再投入硫黄粉、川椒粉各 10 克。小火烘干同蛋壳一起捣碎末，调油膏外涂。四是用仙人掌取刺，切成小片，小火焙干研末，调油膏外搽。

（6）凡夏天治疗银屑病，辨证方中加独活，因为独活内含光敏感活性物质，故临床用之效佳。

（7）凡口服抗癌药来治疗银屑病的患者，应定期去医院检查肝功能指标。一例银屑病患者，盲目服药治疗银屑病，虽见效快，但皮损色泽呈暗黑色，说明伤肝脏（图 5-165）。临床切勿追求速效而造成肝脏损伤。

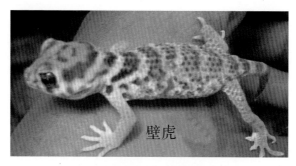

图 5-164　壁虎

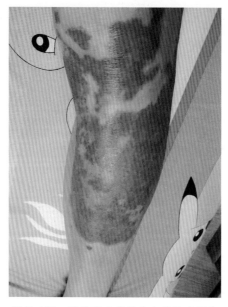

图 5-165　服用不当药物造皮损呈暗黑色

第六章 色素碍容性及血管变应性皮肤病

第一节　白癜风

　　白癜风，中医病名为"白驳风""白癜"等。主要发生在手背、面部、肚脐、躯干及全身各处（图6-1~图6-3）。临床表现为，短时间内皮肤上出现乳白色色素脱失斑，迅速扩大，边缘清楚，或边缘呈地图状，常对称分布，无自觉瘙痒疼痛感，病程缓慢，长期不愈。有的患者白癜风发展会蔓延全身。白癜风临床大体分为：神经性、自我免疫功能性、气滞血瘀性、皮肤创伤性等。

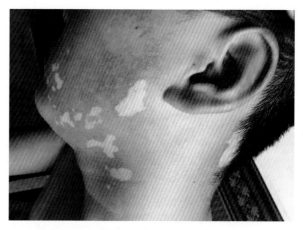

图6-1　颜面白癜风

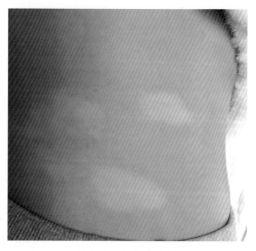

图6-2　躯体白癜风

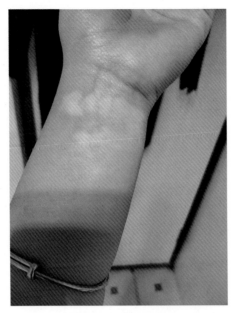

图 6-3　手腕白癜风

（一）自疗

（1）中成药口服：白癜风丸、白灵片、乌鸡白凤丸。

（2）白蒺藜 200 克研末，每日 3 次冲服，每次 6~9 克。

（3）新鲜马齿苋绞汁，外搽患处，每日数次。

（4）乌梅 10 克，补骨脂 15 克。75% 酒精 150 毫升浸泡 48 小时后，外涂患处。

（5）硫黄、密陀僧各 12 克，共研末。用黄瓜蘸药粉在患处反复擦，以皮肤发热为宜。

（6）细辛、牡蛎各 10 克，共同研极细末，调油膏，每日 3~5 次反复转圈外搽皮损处。

（7）细辛 12 克，白芷、苦参、雄黄各 6 克，以上混合研成细末，食用醋调糊外搽患部。

（二）医生指导治疗

（1）对白癜风发病迅速者，建议适量口服醋酸泼尼松龙片，以控制缩短疗程。

（2）艾条灸治法：点燃艾条，在患者病灶处，以适宜距离灸治，每日1~2次。连续灸治30天左右至病愈。灸治时应让艾火上下，走圈灸治，以患者能忍受为度，切忌把皮肤烤烫伤。每次灸治时，以白癜风皮损发红为最好（图6-4~图6-6）。此方法看似简单而临床效果理想。

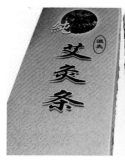
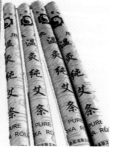

图6-4 艾条　　　　　　　　　　　　　　图6-5 走圈移动艾灸

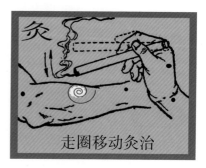

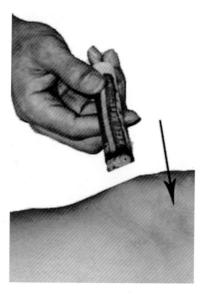

图6-6 艾灸

（3）中药：蟾酥10克，枯矾20克，蜈蚣9条，轻粉7克，雄黄3克。上药共浸泡于400毫升75%酒精内，7天后取汁外搽患处。每日3次。

（4）口服中成药：血府逐瘀口服液。

（5）局部封闭治疗：方法是抽取患者静脉血1毫升左右，加维生素B_{12}注射液等量混合，或患者自静脉血，迅速注射在白癜风病灶下皮内，注射后应以白色皮肤发紫红色为宜。封闭效果见图6-7~图6-8。每周封闭

1次。至愈。

（6）血府逐瘀汤（《医林改错》）加减治疗。

治则：活血祛瘀行气。

处方：红花、当归、生地黄、牛膝各9克，桃仁12克，枳壳、赤芍各6克，桔梗、川芎各5克，柴胡4克，甘草4克。水煎服。

酌情选用加减：刺蒺藜、丹参、白僵蚕、黄芪、制首乌、鸡血藤、白芷、茯苓、熟地黄、旱莲草等。

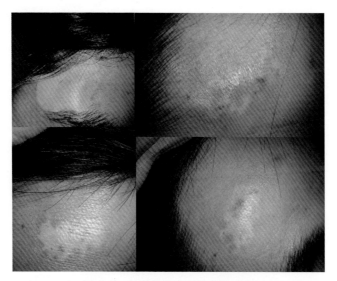

图6-7　局部静脉血封闭前后对比

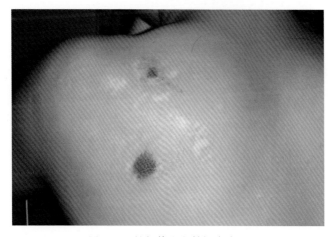

图6-8　局部静脉血封闭多次后

　　笔者临床常用此方加减治疗白癜风，现举1例，患者用血府逐瘀汤合通窍活血汤加减治疗前后对比见图6-9～图6-11。

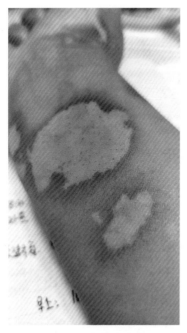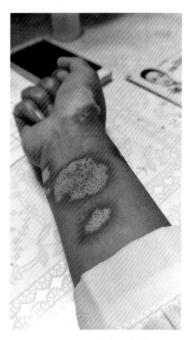

图6-9　中药治疗前　　　　　　　图6-10　中药治疗中

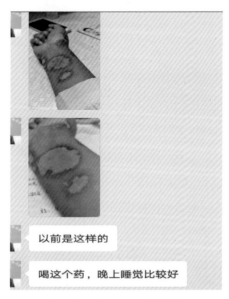

图6-11　治疗对比微信反馈

（三）注意事项

（1）发现白癜风时，应积极治疗，以免扩大给治疗带来困难。

（2）对大面积白癜风以内服药物为主，成人患者要连服3个月以上方能见效，切莫急于求成，频改治疗方案（图6-12）。

（3）对于躯干患有离心性后天性白斑病者，不要滥用药物腐蚀、切除（图6-13）。对于黑心白癜风、蓝痣并发晕痣者，应切除病理检查确诊排除皮肤癌（图6-14）。

（4）皮肤刀伤或烧烫等其他受伤后，尽量不要使伤口感染，以免诱发白癜风。

（5）不要把中老年人身上的白斑点，误认为是白癜风病。随着年龄的增长，四肢躯干会出现米粒及绿豆大小的散在圆形白斑点（图6-15）。这种老年斑点无自觉不适症状，白斑点稍比正常皮肤凹陷，无须治疗。见图6-16。

（6）不要把躯干四肢及面部的白色贫血痣，误认为是白癜风病。贫血痣患者大多从幼童时即可病。特点：浅色素白斑，数目不一，不规则，用透明板压皮损时，与周围皮肤相比无变化，用手按摩时周围皮肤有发红

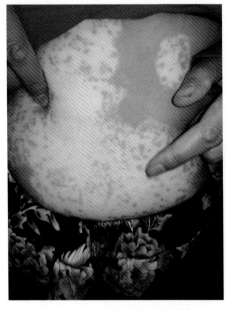

图6-12 大面积白癜风治疗中

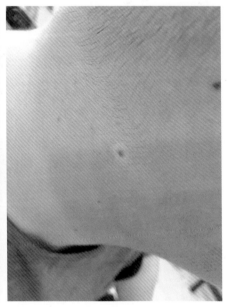

图6-13 离心性白癜风

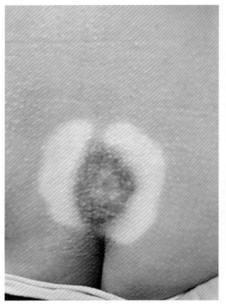

图6-14　黑心白癜风、蓝痣并发晕痣

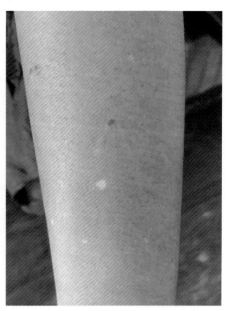

图6-15　中老年人身上白斑

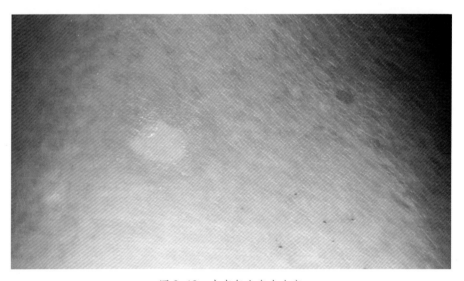

图6-16　中老年人身上白斑

变化，而贫血痣无反应变化发红，此痣终生不易消退（图6-17、图6-18）。

（7）若患者即患白癜风，体内又有某慢性炎症，治疗时应先治疗炎症。
1997年10月，笔者在接诊一位颜面大面积白癜风患者（中年妇女）时，

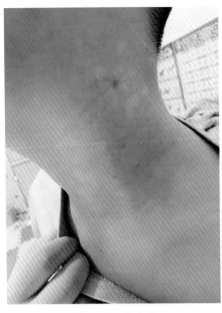

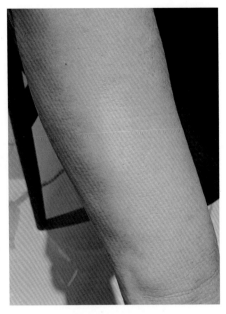

图 6-17　贫血痣　　　　　　　　图 6-18　贫血痣

发现她患有严重的盆腔炎，告诉她应该先治疗盆腔炎，并开处方：生地黄、红藤各30克，蒲公英20克，知母、黄柏、山药、茯苓、枣皮各10克，樗白皮15克，炒麦芽6克，桂枝、甘草各5克。加减水煎内服2个月后，盆腔炎治好后，白癜风随之也痊愈了。至今未复发。

（8）小面积白癜风外用方：威灵仙、淫羊藿、补骨脂、菟丝子各30克，白酒泡过三指高，7天后外用反复轻轻擦，坚持治愈为止。

（9）不要把肥胖人身体上的白色带状肥胖纹误认为白癜风病（图6-19）。也不要把男少儿颜面起皮屑的白色糠疹误为白癜风病（图6-20、图6-21）。

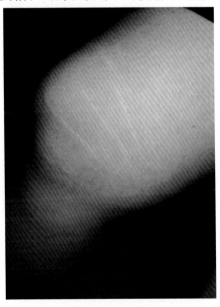

图 6-19　肥胖纹

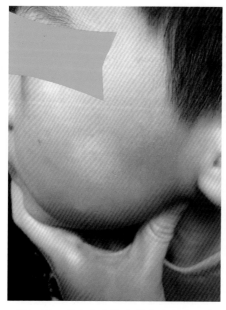
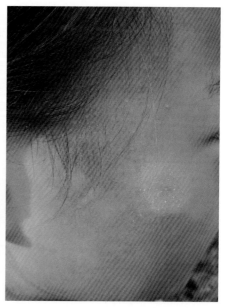

图6-20　男童白色糠疹易误诊白癜风病　　图6-21　女童白色糠疹易误诊白癜风病

第二节　黄褐斑

　　黄褐斑，中医病名为"肝斑""蝴蝶斑"等。皮损斑主要发生在脸颊、颧骨、鼻梁两侧等，呈褐色或深褐色，常对称分布，光滑无皮屑，边缘不规则，无自觉症状（图6-22）。另外，对颜面色素沉着或打入异物感染形成的黑色要同黄褐斑区别开来（图6-23~图6-25）。

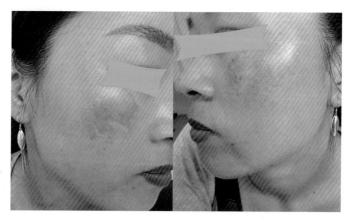

图6-22　黄褐斑

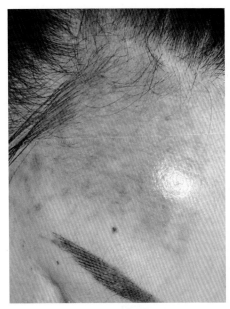

图 6-23　色素沉着

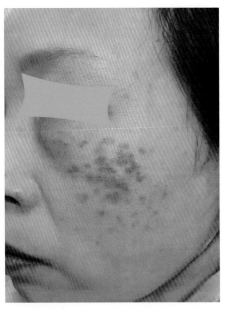

图 6-24　打入异物感染形成色素

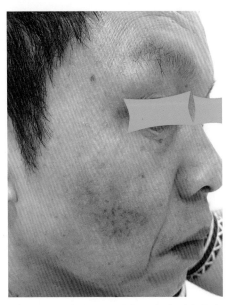

图 6-25　男性颜面异物打入感染形成色素

（一）自疗

（1）中成药：逍遥丸、桂附地黄丸、人参健脾丸、八珍益母丸。

（2）平时双手掌搓热干洗脸，每日数次。颜面红光不生斑。《养生书》曰："热摩手心，频拭额上，谓之修天庭，连发际，二三七遍，面上自然光泽，所谓手宜在面是也。"

（3）中药白茯苓适量研细粉，同蜂蜜调膏外搽患处。

（4）夏枯草适量水煎外洗。长期外洗尤对面部皱纹有效。

（5）生山楂研磨成极细末，用鸡蛋清调糊，常外敷面部黄褐斑处。

（6）柚子蜂蜜茶：即把适量柚子与蜂蜜中和一起饮用，每日 2~3 次。柚子的维生素 C 与蜂蜜的 L- 半胱氨酸放在一起，是褪色素斑的最强食疗组合方法。

（二）医生指导治疗

（1）生地黄 30 克，当归、益母草、白芷、苦参、白附子各 15 克，滑石粉 20 克。水煎外洗。

（2）白附子、白芷、白茯苓各 60 克，绿豆粉 20 克，滑石粉 15 克。上药共研细粉备用。凉开水调糊适量涂患处。每日 1 次（白附子外用，为祛风白面之要药）。

（3）中成药：越鞠丸口服（方中栀子古代叫越桃，川芎叫鞠芎；越鞠丸以栀子、川芎为主，故名越鞠丸）。

（4）八珍益母丸加桃仁 10 克，香附 10 克，柴胡 15 克，夏枯草 15 克。

（5）验方：红花、当归、香附、柴胡、川芎、泽叶各 10 克，桃仁（捣烂）12 克，丹参 20 克，生姜 3 克，大枣 3 枚，葱头 2 节。水煎服。14 天为 1 个疗程。

（6）柴胡疏肝散合黄芪当归汤加茯苓、白术、白芷、益母草、乌梅治疗。

（7）中药加减治疗。

处方：黄芪 20 克，当归、熟地黄、淫羊藿各 15 克，仙鹤草 30 克，白芍 12 克，金毛狗脊 10 克，川芎 9 克，炙甘草 6 克。水煎服。每日 1 剂。14 天为 1 个疗程。大便秘结者，加何首乌 15 克，肉苁蓉 10 克。

（三）注意事项

（1）保持大便通畅。避免阳光照晒。

（2）多食水果蔬菜，勿过食辛辣刺激性食物。

（3）情绪乐观是主要康复因素。

（4）勿滥用药物腐蚀，以防感染后留瘢痕。

（5）不要滥用激素药膏外涂。

第三节　雀斑

雀斑，中医病名为"雀斑""面皯黯""雀子"等。临床表现为颜面有芝麻粒大小、圆形或卵圆形、褐黑色色素斑点。本病有遗传倾向，无自觉症状（图6-26）。另外，图6-27为高出皮肤的雀斑样痣。

（一）自疗

（1）中成药：六味地黄丸，二至丸，八珍益母丸。

（2）何首乌10克。水煎，当茶样常饮。

（二）医生指导治疗

（1）夏枯草、白茯苓、白芷、白附子、益母各15克，当归12克，乌梅、浮萍、枸杞子、天花粉、山药、葛根各10克。水煎外洗。

（2）验方：鸡血藤、丹参、浮萍、生地黄各30克，连翘15克，川芎、红花、荆芥穗、当归各10克，甘草9克。水煎服。14天为1个疗程。

（三）注意事项

（1）春夏季节，避免强光日晒。

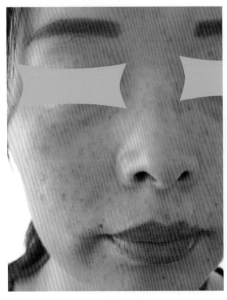

图6-26　雀斑

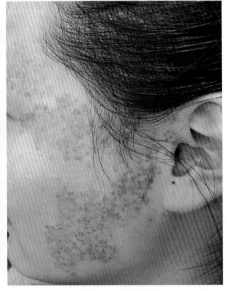

图6-27　雀斑样痣

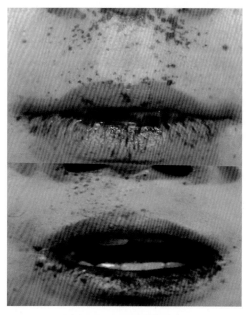

图6-28　口面周黑子病

（2）勿用药物腐蚀，以免感染。

（3）若双手指端及口周均有如霉黑斑点出现，为皮肤黑子病，也发生在全身，或全颜面等处（图6-28、图6-29）。应同雀斑加以区别。在患者要求情况下，可用激光治疗。本病多发生于幼年，与先天某些遗传有关。《医宗金鉴》63卷黑痣篇曰："此证生于面部，形如霉点，小者如黍，大者如豆……有自幼生者，亦有中年生者。"又曰"由孙络之血，滞于卫分，阳气束结而成。"

（4）笔者临床发现，凡患有黑子病者，体内酪氨酸酶比正常值高出近一倍。

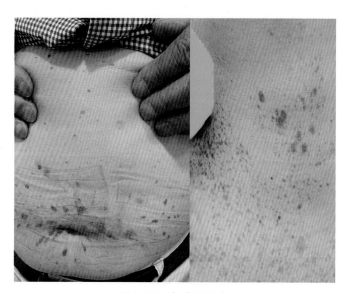

图6-29　躯体黑子病

第四节 结膜下出血

白眼球下结膜出血，又叫白睛溢血。中医病名为"目衄"。临床主要表现为一侧或双目白睛，眼球结膜下小血管破裂引起的小量出血，呈鲜红片块状，逐渐消失后不留痕迹，一般需要 2 周痊愈（图 6-30）。

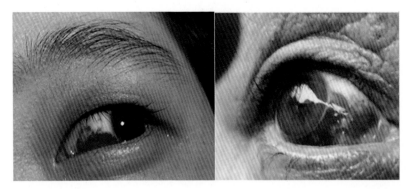

图 6-30　结膜下出血

（一）自疗

（1）中成药：三七片、血府逐瘀口服液、龙胆泻肝丸。

（2）地榆、蒲黄各 10 克。水煎服。

（二）医生指导治疗

（1）西药：止血敏，维生素 C 片，维生素 K_4 等。

（2）《千金方》80 卷吐血第 4 中的"神验不传方"。即，酒炒川大黄 10 克，生地黄 20 克。水煎服。方中酒炒川大黄取其上升驱热而下。若患者有胃病，方中加炮姜 1~2 克。若顽固性目衄者，在前方中加丹皮 10 克，青黛 4 克。水煎服。每日 1 剂。连服 6 天。

（三）注意事项

（1）发病时勿饮酒，勿食辛辣刺激性食物。

（2）有习惯性目衄者，不要长期过度劳累、熬夜。

（3）目衄严重者，应积极去医院治疗，切莫自行处理。

第五节　过敏性紫癜

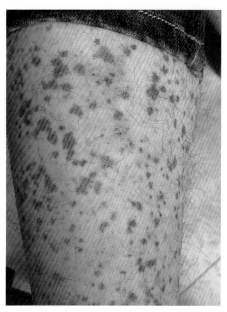

图 6-31　32 岁男性过敏性紫癜

过敏性紫癜，中医病名为"血胤疮""温病发斑"。临床主要呈对称性，发生在双小腿伸侧。皮损表现为针头尖至黄豆大小的瘀点、瘀斑，散在分布，压之不褪色，严重时可有血肿，广泛的皮疹可波及上肢躯干。仅累及皮肤者，称为单纯型过敏性紫癜（图 6-31）。

本病常见于男性，且最易侵犯男童，发病前可有上呼吸道感染史。患病严重者可伴有关节、腹部和肾脏症状（图 6-32）。本病愈后良好，一般患病 30~60 天恢复，慢性者可反复发病迁延 1~2 年。

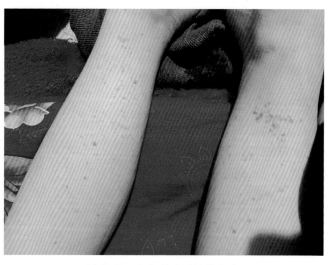

图 6-32　8 岁男孩过敏性紫癜

（一）自疗

（1）口服中成药：归脾丸、十灰丸、人参归脾丸、安宫牛黄丸。适用于慢性复发性患者，巩固疗效服用。

（2）大枣150克，甘草30克。水煎当茶样饮用。

（3）紫草根30克。水煎服。

（4）民间方：泡桐树花、凤眼（即臭椿树之种）（图6-33~图6-34）。凤眼可从小剂量开始。鲜品干品均可，成人不过50克，儿童不过30克。每天1剂量。此方原载于1994年9月3日《健康报》。

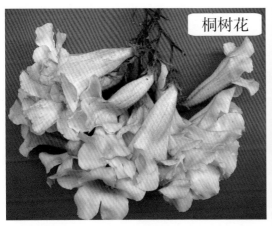

图6-33　桐树花

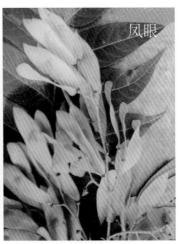

图6-34　凤眼

（二）医生指导治疗

（1）西药：醋酸泼尼松3片，维生素C2片，扑尔敏1片，每日2次口服。适用于发病初期。

（2）复方丹参针剂，静脉滴注。

（3）犀角地黄汤（《千金方》）。

治则：清热解毒，凉血散瘀。

处方：生地黄30克，赤芍、丹皮各12克，水牛角30克。水煎服。本方适用于紫癜不退的实证。

（4）归脾汤（《严氏济生方》）。

治则：健脾益气，补血养血统血。

处方：白术、酸枣仁、龙眼肉、当归、党参各15克，黄芪20克，茯神12克，远志6克，木香4克，炙甘草7克，生姜2片，大枣4枚。水煎服。本方适用于紫癜虚证临床应用。无论虚实证紫癜，方中均可加：红藤、忍冬藤、鸡血藤。

（5）凉血五根汤（北京中医医院皮肤科）。

治则：清热解毒凉血，活血祛瘀化斑。

处方：白茅根、紫草根各30克，瓜蒌根、茜草根、板蓝根各15克。水煎服。

加减：木瓜12克，五灵脂10克。

病例：2022年12月29日晚9时许，患者，男，48岁，从乌鲁木齐发来微信问诊：是否近几日劳累过度了？答：由于父亲去世，忙于办理后事劳累了。诊断：过敏性紫癜，次日去医院输液治疗两天，效果不理想，要求中药治疗。2023年1月7日下午来西安小寨雁塔藻露堂中医医院诊治，便用凉血五根汤合归脾汤加减，7剂，水煎服，治疗用药对比见图6-35、图6-36。

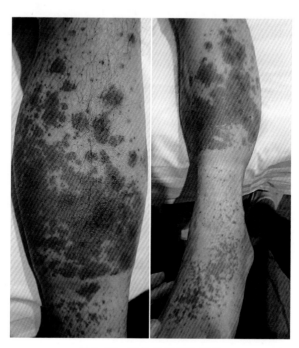

图6-35 过敏性紫癜治疗前

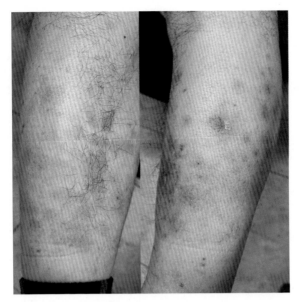

图 6-36　过敏性紫癜治疗后

（6）二果汤（顾丕荣教授方）。

治则：健脾和营，消瘀退癜。

处方：大枣 60 克，生山楂、焦山楂各 30 克。水煎服。方中生山楂有酸泄酸敛之性，生者长于化滞敛营，焦者功擅消瘀退癜。大枣山楂同用健脾和营，一补一消，俾外溢之，血得以消散，内虚之血得以化生，使血循于故道，则血不外溢，癜自消退而愈。

（三）注意事项

（1）防止上呼吸道感染。发病时应积极去医院治疗。

（2）避免乱服药物。注意休息。

第六节　单纯性血管瘤

单纯性血管瘤，中医病名为"血瘤""胎瘤""红丝瘤"等。出生时或出生后不久发病，皮损随生长发育而增大。色鲜红或紫红色，米粒大至花生米大或更大，质柔软而隆起，单个或数目不定（图 6-37、图 6-38）。可发展为海绵状血管瘤。血管瘤若生长在神经附近，自觉有疼痛感（图 6-39）。

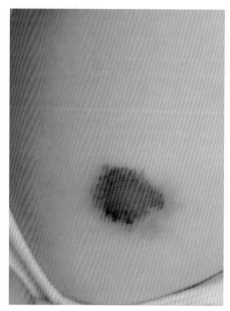

图 6-37　6 个月女孩背部单独血管瘤

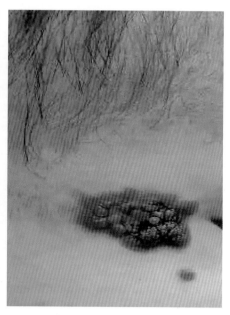

图 6-38　1 岁男孩颜面血管瘤

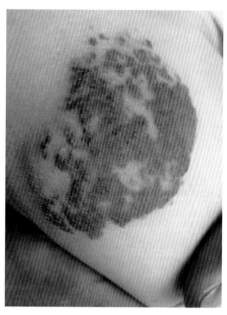

图 6-39　8 个月男孩海绵状血管瘤

（一）自疗

（1）口服中成药：三七片、小金片。

（2）小血管瘤初期似红痣，渐渐增大如豆，若不小心触破则流血不止。系肝经怒火郁血所致。中药栀子适量研末外敷即可。同时口服中成药丹栀逍遥丸。

（二）医生指导治疗

（1）血竭、没药各30克。共研细粉，加少量滑石粉混合。每日口服2~3次，每次6克左右。

（2）五灵脂消瘤方加减。

处方：生黄芪30克，五灵脂、桂枝、干姜、防风、知母各18克，桃仁12克，丹皮10克，三棱、莪术各15克。水煎服。

（3）对小面积血管瘤者，可用硬化剂。

（4）手术切除。

（5）消痔灵注射液同盐酸利多卡因注射液，配成15：1溶液。从海绵状血管瘤中心，或者从最高点垂直刺入药液3~4毫升。毛细血管瘤采用周围注射。视瘤体大小一次不能完成者，1~2周后，可以再次注射，到病愈为止。

（三）注意事项

（1）保护瘤体不受伤害，以免造成出血感染。

（2）不要滥用药物腐蚀。

（3）颜面颧骨处发红，俗称红脸蛋。应同血管瘤临床区别治疗。红脸蛋可用三七粉适量调糊外涂（图6-40）。

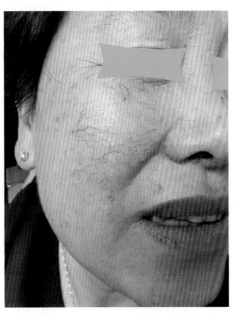

图6-40 49岁女性脸部红血丝

第七章　良性皮肤肿瘤及其他皮肤病

第一节　粟丘疹

　　粟丘疹，俗称米粒疹，又名白色痤疮。皮损主要发生在眼周、额颊、手背等暴露部位。为针头至黄豆大淡黄色扁平丘疹，表面光滑，不融合。用针挑开可挤出坚实的角质小球。病程缓慢，无自觉不适症状。可自然脱落消失（图7-1）。

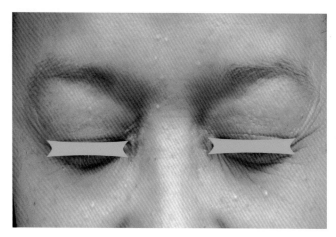

图7-1　粟丘疹

　　另外，粟丘疹有时也存在于男性的生殖器冠状沟内、女性的阴唇侧面、婴儿唇部及颞部。

（一）自疗

　　粟丘疹数量少时，可用针挑开挤出黄白色小颗粒。

（二）医生指导治疗

　　（1）冷冻或激光治疗。

　　（2）海藻、乌梅各15克。水煎，常当茶样饮。

（三）注意事项

　　（1）避免阳光长时间暴晒。

　　（2）禁用脱色之类腐蚀膏药涂擦。

第二节 瘢痕疙瘩

瘢痕疙瘩，中医病名为"肉龟疮""蟹足肿"等。主要发生在胸骨区，也可常见于项部、肩及其他外伤、刀伤和痤疮等化脓伤口处。起初为小而坚硬的红色丘疹，逐渐增大高出皮肤，坚硬似绳样，增大时伴随有瘙痒灼热或刺痛感。见图7-2~图7-5。另外，临床发现瘢痕疙瘩有遗传倾向，即不受受伤诱发，而自行生出瘢痕疙瘩（图7-6）。

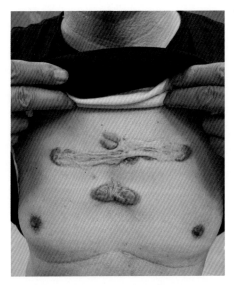

图7-2 胸部痤疮感染引起瘢痕疙瘩

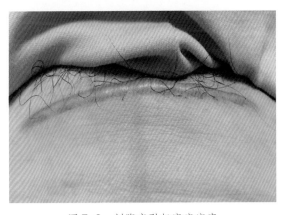

图7-3 剖腹产引起瘢痕疙瘩

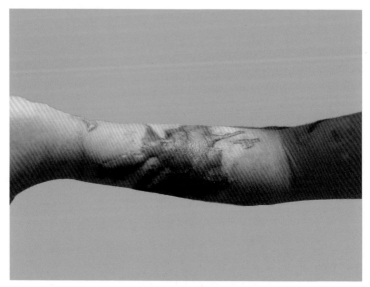

图 7-4　烧烫伤引起瘢痕疙瘩

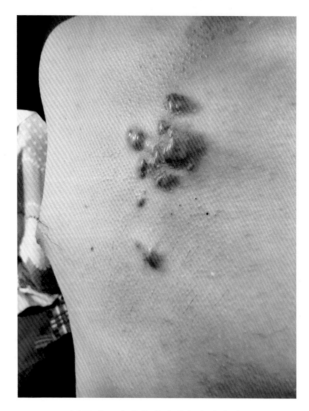

图 7-5　毛囊炎感染引起瘢痕疙瘩

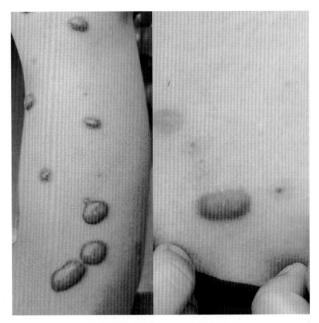

图 7-6　遗传免疫自生瘢痕疙瘩

（一）自疗

（1）瘢痕止痒膏外涂患处。

（2）肤疾宁膏外贴。独角莲膏外贴。

（3）生山药 30 克去皮，蓖麻仁 10 粒。共捣烂如泥，外敷患处。3 天换药 1 次。以上自疗适用于小面积初发瘢痕疙瘩。

（二）医生指导治疗

（1）中成药：大黄蟅虫丸。

（2）冷冻疗法。

（3）醋酸泼尼松龙注射液，配盐酸利多卡因注射液，皮下封闭治疗。每周 1 次。

（4）五倍子、冰片、樟脑、泽兰、丹皮、威灵仙、氧化锌各等量。共研细粉制成软膏外敷患处。3 天更换 1 次。3 个月为 1 个疗程。

（5）通窍活血汤（《医林改错》）加减治疗。

治则：活血通窍，行瘀通络。

处方：赤芍、透骨草各 15 克，桃仁 12 克，茜草、红花各 10 克，川芎 9 克，水蛭 6 克，红枣 5 枚，生姜 3 片，老葱 3 节。水煎服。

（6）软皮丸加减治疗。

治则：活血化瘀软坚。

处方：丹参、当归各 15 克，桃仁、五灵脂、川芎、乳香、没药各 10 克，桂枝、炮姜各 8 克，水蛭 5 克。水煎服。通窍活血汤与本方加减治疗，适用于较大面积瘢痕疙瘩。

（三）注意事项

（1）瘢痕体质之人应防止皮肤外伤。禁用手术切除。

（2）禁止滥用药物腐蚀，以免病情加重。

（3）瘢痕疙瘩瘙痒或疼痛时，禁用热水烫濯。

第三节　脂粉瘤

脂粉瘤，也称"粉瘤"。其皮损主要发生在头部、背部及四肢。粉瘤多单发，无明显自觉症状（图 7-7），是皮脂腺中皮脂瘀积扩张而形成的皮下软组织良性肿瘤。用针在瘤中心扎一小孔时，能挤出奇臭的脓浆，为脂粉瘤的唯一特征。中医认为是由湿痰凝滞于皮下所致。

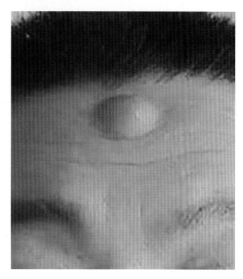

图 7-7　额头粉瘤

（一）自疗

（1）拔毒膏外贴。适用于初期小粉瘤。

（2）对多发性脂肪瘤、息肉、癌瘤、大动脉炎，用生薏苡仁 120 克左右，白茯苓 20 克，共打粉后熬稀饭，每日 1 剂，坚持食用半年，有很好效果。

（二）医生指导治疗

1. 西医治疗

（1）手术切除。一定要清除干净囊肿壁。

（2）合并感染形成脓肿时，应切开引流治疗。

2.中医药治疗

（1）《寿世保元》化坚汤以健脾除痰，化瘀散结治疗。

组方：香附，生白术，莪术，桃仁，红花，法半夏，茯苓，当归，川芎，枳实，山楂，陈皮，甘草，生姜加三棱，夏枯草，丹参，穿破石，白花蛇舌草。水煎服。

（2）仙方活命饮加软坚散结的药（生龙骨、生牡蛎、三棱、莪术），坚持内服可治愈全身多发性脂肪瘤。《血证论》曰："血积既久，亦能化痰水。"

（3）多发性脂肪瘤，生白术、炒鸡内金各30克，水煎服，1日2次，坚持治愈。

（三）注意事项

（1）不要滥用药物腐蚀。

（2）勿乱用手挤压，以免感染（图7-8）。

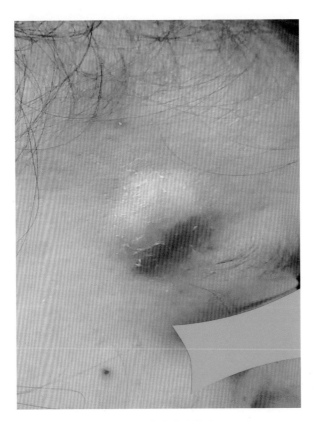

图7-8　化脓感染粉瘤

第四节　自残性皮肤病

　　临床见拔毛癖，就是自己拔自己头发，见图 7-9、图 7-10，此类脱发如同自己咬甲，更有甚者自己撕手指皮肤（图 7-11），撕口唇皮，临床男女均有，但女性多于男性（图 7-12、图 7-13），均属于自幼不良习惯造成的。方用《伤寒论》中甘麦大枣汤合柴胡加龙骨牡汤合栀子豆豉汤加生地黄 30克，百合 30克，夏枯草 15克，丹参 15克，用以宁心安神。

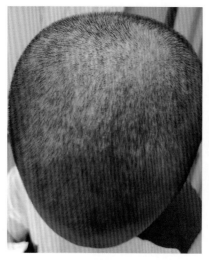

图 7-9　8 岁女孩拔毛癖治疗前

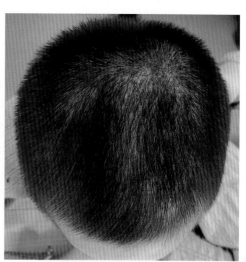

图 7-10　8 岁女孩拔毛癖治疗后

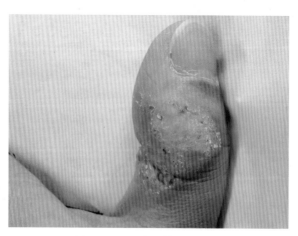

图 7-11　39 岁男性自残抠皮

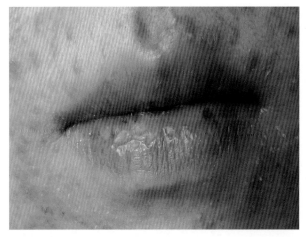

图 7-12　女撕口唇皮

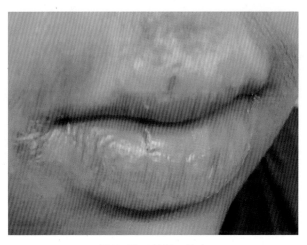

图 7-13　男撕口唇皮

第五节　水肿

关于皮肤水肿病症，笔者在《一病多方快速诊疗法》一书第七章有过详论述介绍。这里只列举 3 个病例配图介绍治疗方法。

病例一：一位 85 岁老太太，双腿面肿胀（图 7-14）。去医院看好多次无效，拍片也找不到原因。儿子电话找笔者给开中药方试试，用防己黄芪汤，服 7 剂，毫无寸效。无巧不成书，有天笔者正好外出，她儿子无意中打电话向笔者再次咨询老太太病情，电话交流中，说笔者正好在他母亲

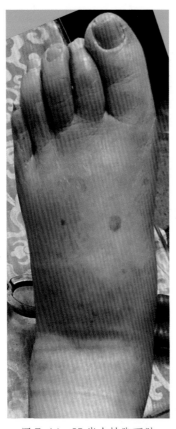

图 7-14　85 岁女性脚面肿

住的附近小区，便让笔者来家中看看老人。进门交流后并发现老太太坚持每天对着家中佛堂，要跪拜着念佛经好几个小时，突然间想到老人高龄骨骼疏松了，是否长期跪拜造成了微小的骨裂缝隙，所以拍片无法捕捉到病灶。便给老人建议，让她坐着念佛经坚持半月看看。事后，老太太儿子电话说他母亲双脚肿胀原因就是长期跪拜所致。

病例二：女，65 岁，右手红肿，主诉没有受伤等原因。用防己黄芪汤合越婢加术汤加减，7 剂，肿胀消失。治疗前后对比见图 7-15、图 7-16。

病例三：2017 年 3 月 20 日，东北一学生打电话诉说他父亲 64 岁，双手水肿似馒头，在某医学院住院两周，打吊针、理疗、拔火罐，仍没有消肿，只能出院。出院后，学生微信发来他父亲头面及双手等照片求助，观双手水肿似深黄色馒头（图 7-17），拔火罐的膝部照片内有明显橙色液（图 7-18），这是水湿既不能下行，又不能外达，郁滞化热，泛于肌表，故才出现一身面目黄肿。笔者原方未动给开了越婢加术汤（麻黄 9 克，石膏 30 克，生白术 30 克，炙甘草 12 克，大枣 20 克，生姜 2 片），水煎服，5 剂。几天后回微信说，23 日开始吃药，24 日早晨感觉双手皮肤松弛，25 日双小腿也消肿了，又发来双手退肿后发皱的双手照片（图 7-19），以表示感谢。这就是方证方机对应的经方魅力所在。

《金匮要略·水气病》曰："里水者，一身面目黄肿，其脉沉，小便不利，故令病水。假如小便自利，此亡津液，故令渴也。越婢加术汤主之。"对水肿患者，用利水方药及温肾阳方药也不效者，应采用脾肺气虚，内有郁热的辨证论治法来治疗，用宣肺健脾，利水清热方药即可速效。

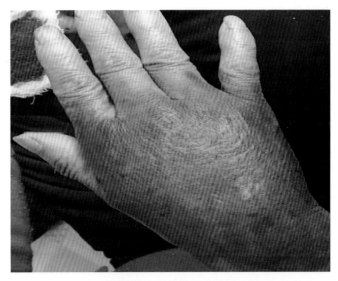

图 7-15　手肿治疗前

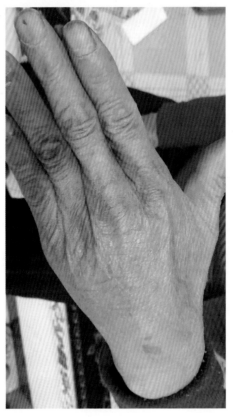

图 7-16　手肿治疗后

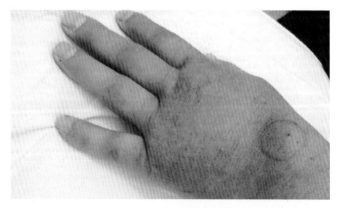

图 7-17　手肿胀治疗前

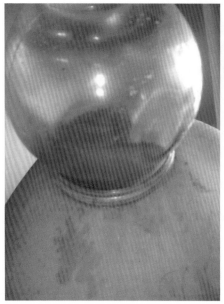

图 7-18　拔火罐的膝部橙色液

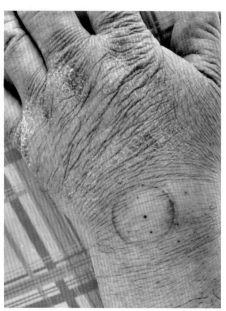

图 7-19　手肿胀治疗后

第八章　遗传性皮肤病

第一节　鱼鳞病

鱼鳞病，中医病名为"蛇皮癣""鱼鳞癣"等。一般在儿童时期发病，尤以双小腿皮肤最为明显，本病有遗传性。鱼鳞病常对称分布，少数患者可泛发全身，冬重夏轻，无明显自觉症状，皮损大多呈灰黑色或褐色，皮损不规则呈多角形，轻者皮损屑细小而呈白色，中部紧贴皮肤，边缘稍呈游离状。临床建议患者要注意不良刺激引起的裂口，以免造成疼痛或感染（图8-1）。

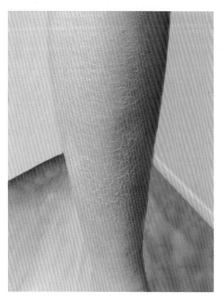

图8-1　鱼鳞病

（一）自疗

（1）长期口服维生素A。

（2）10%~20%尿素软膏外涂，蛋黄油外搽。适用于鱼鳞病皮肤干燥受损者。

（3）杏仁100克捣烂，水煎常外洗。

（4）中成药：十全大补丸、柏子养心丸、大补阴丸、天王补心丹。

（二）医生指导治疗

（1）阿胶10克，每天开水烊化内服。

（2）当归200克，熟地黄50克，麻油500克，蜂蜡50克。麻油小火炸当归、熟地黄至枯焦。捞渣等油温热时，投入蜂蜡拌匀，待凉备用。每天外搽2~3次。

（3）当归饮子汤加减治疗。

治则：益气养血，祛风润燥。

处方：全当归、熟地黄、川芎、党参、白术、丹参、何首乌各15克，茯苓、地肤子各10克，荆芥、甘草各9克。水煎服。适用于鱼鳞病冬季皮肤干裂者。

（4）苍术膏（苍术，当归，白鲜皮）加阿胶、熟地黄、桑葚治疗效果佳（朱仁康经验方）。

（三）注意事项

（1）避免用手乱抓，以防感染。

（2）勿用过热水烫淊洗。

（3）本病为遗传所致，无法根除，勿盲从广告。

第二节　多发性神经纤维瘤

多发性神经纤维瘤病，皮损常在青春期或儿童期开始出现。皮损柔软悬垂，数目多，大小不一，呈皮肤色和咖啡色，多见于躯干，见图8-2~图8-4。此病有一定的遗传性，临床男性多于女性。这种多发性神经纤维瘤，很少发生恶变。少数或单发巨大者应手术切除，单发在体表的小型纤维瘤，可用中药：白芥子10克，蓖麻子10克，樟脑3克。共捣烂后，用食用醋调糊外敷患处。每3天换药1次。

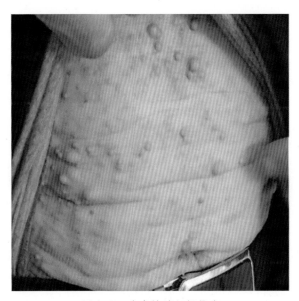

图8-2　多发性神经纤维瘤

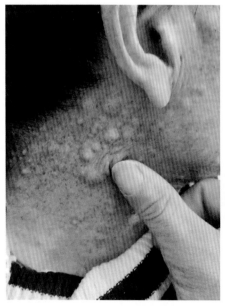

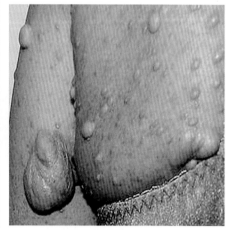

图 8-3　多发性神经纤维瘤　　　　　图 8-4　多发性神经纤维瘤

第三节　指节垫

指节垫，有一定的遗传性，为每个手指背关节皮肤纤维性增生所致。表皮光滑，发展慢，不影响健康（图 8-5）。临床无满意疗效，不主张治疗。另外，手指背关节有几个硬皮茧，为从事某项工作摩擦所致，应同指节垫区别，练功打沙袋所致皮茧见图 8-6。

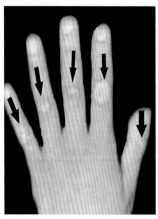

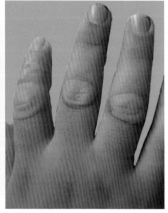

图 8-5　遗传性指节垫

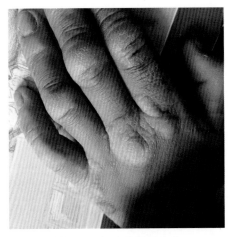

图 8-6 打沙袋所致皮茧

第四节 皮赘

皮赘好发于面部、腋窝、腹股沟等处。有蒂，多呈丝状或单发口袋状（图 8-7）。

（一）自疗

（1）用绳扎紧皮赘根部，让其干枯自落。

（2）用电凝固灼断皮赘。

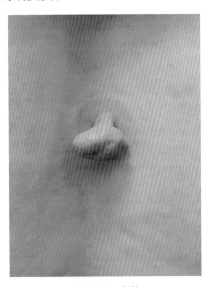

图 8-7 皮赘

第九章　常见恶性肿瘤性皮肤病

第一节　基底细胞癌

　　基底细胞癌，好发于人体颜面及颈部皮肤，也可发生于其他部位，但不发生于黏膜处。临床以50岁左右的男性多见。本病起初非炎症性，呈灰白色或浅褐色，周边清楚，以后渐渐扩大形成溃疡，易出血，后期伤口有痛感，一般不发生转移（图9-1）。

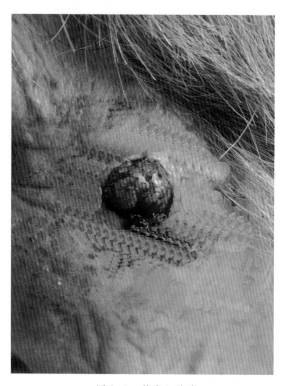

图9-1　基底细胞癌

（一）自疗

　　（1）口服中成药：平消片，人参归脾丸。

　　（2）马钱子、蜈蚣、乳香、紫草根、全蝎各10克。共捣烂为末，调成软膏外敷。或新鲜益母草200克，捣烂外敷患处。以上两方，适用于基底细胞癌未溃疡期皮损。

　　（3）激光治疗。

（二）注意事项

（1）颜面长有如上图样可疑性黑痣者，切莫自行处理。应去医院确诊治疗。确诊后应较大范围和深度全层切除。

（2）避免强光照晒。

（3）勿滥用药物腐蚀。

第二节　鳞状细胞癌

鳞状细胞癌，中医病名为"翻花疮""翻花瘤"等。多见于老年人，癌瘤发展很快，易转移，皮损易出血，偶有剧痛感，并有腥臭液物渗出，皮损多呈高出皮肤的菜花状，见图9-2。乳腺癌见图9-3。

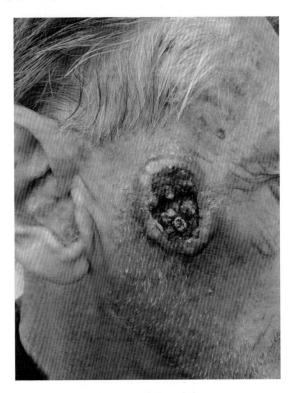

图9-2　鳞状细胞癌

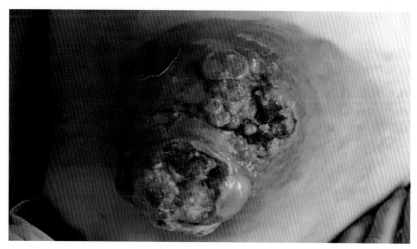

图 9-3　晚期乳腺癌

（一）自疗

（1）煅石膏 30 克，乳香 15 克，枯矾 50 克，黄丹 20 克，黄柏 15 克。上药共研细粉，麻油调膏外敷患处。每日 2~3 次。

（2）手术切除或放射或冷冻治疗。

（3）中成药口服：六味地黄丸、犀角地黄丸。

（二）注意事项

（1）应积极去医院确诊治疗。

（2）不要滥用药物腐蚀，或用激素软膏外涂。

第三节　湿疹样癌

湿疹样癌，中医病名为"乳疳""浸淫疮""翻花"。临床多见于女性，乳房及其周围皮肤呈湿疹样。同时，湿疹样癌也可发生于外生殖器、肛门周、腋窝、股臀等处。皮损表面潮润，有糜烂渗出，常多年不愈，附近淋巴常肿大，自觉有瘙痒和疼痛感（图 9-4、图 9-5）。

（一）自疗

（1）黄丹 60 克，乳香 20 克。共研细粉，麻油调膏外敷。

（2）煅龙骨、乳香、血竭、三七各 20 克，黄丹、硼砂、冰片各 6 克。共研细粉。凡士林调糊外敷。

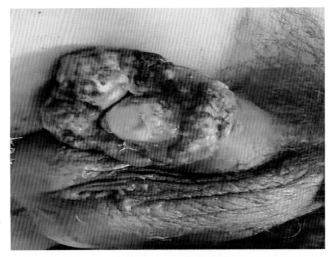

图 9-4　生殖器癌

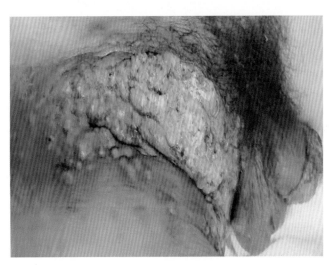

图 9-5　阴囊癌

（3）中成药：龙胆泻肝丸、归脾丸、蟾酥丸。

（4）乳疳汤加减治疗。

治则：清热解毒，利湿攻坚。

处方：白花蛇舌草、半枝莲各 15 克，三棱、莪术、土茯苓各 30 克，柴胡、黄芩、丹皮、丝瓜络各 12 克，龙胆草、蜂房、猪苓各 9 克。水煎服。此方适用于乳房周围湿疹样癌。

（二）注意事项

（1）保持心情舒畅，饮食清淡，忌辛辣刺激性食物。

（2）勿滥用药物外涂。笔者临床发现有患者被误诊为慢性湿疹。

第四节　恶性黑色素瘤性皮肤病

恶性黑色素瘤性皮肤病，多见于老年人，易出现在头部、手足的黑色痣的基础上，易广泛转移。易形成溃疡，有疼痛感。周围淋巴结会突然肿大（图9-6、图9-7）。

（一）自疗

（1）铜绿20克，硫黄5克，乌贼骨15克。以上共研细粉。香油调糊涂患处（图9-8）。

（2）归脾汤加减治疗。

治则：健脾益肾养心。

处方：党参、白术、当归、龙眼肉各15克，丹参、黄芪各30克，茯神、酸枣仁、女贞子、炒白芍各12克，枸杞子10克，炙甘草6克。水煎服。

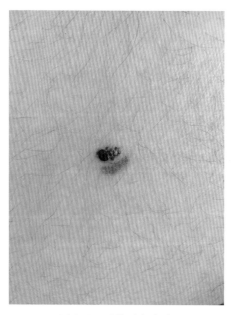

图9-6　恶性黑色素瘤

每日 1 剂。

（3）手术、化疗或放射治疗。

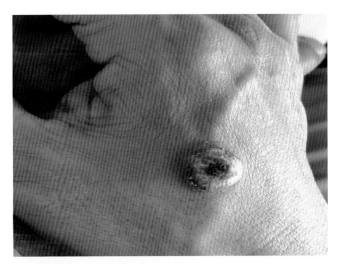

图 9-7　恶性黑色素瘤

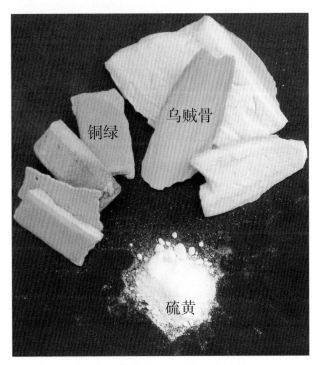

图 9-8　中药铜绿、硫黄、乌贼骨

第十章　性传播疾病

第一节　梅毒

梅毒，是由苍白螺旋体所引起的一种慢性的性传播疾病，病程长，症状复杂，可侵犯全身许多脏器。梅毒主要通过性传播，也可以通过胎盘传染给下一代，为胎传梅毒。据日本资料报道，体内维生素 C 充足之人，不会患梅毒和淋病，通过以前的资料证明，非常懦弱者和非常笨的人容易感染梅毒。15 世纪初期，世界上首次发现了梅毒。1497 年梅毒几乎蔓延至全欧洲，第二年开始向亚洲蔓延。梅毒于 15 世纪传入中国，最先在广东沿海一带流行，后蔓延至内地。梅毒分为一期、二期、三期。一、二期梅毒合称早期梅毒，大多在被传染后两年内发生，传染性很强。二期梅毒传染后 2~4 个月内，开始发生的皮肤损害为二期早发梅毒。三期梅毒即晚期梅毒，在感染后两年发生，无传染性，但皮肤会产生溃疡，并侵害内脏。早期梅毒明确诊治可避免再传染给别人，可以完全治愈。

一期梅毒，潜伏期 3~4 周，当螺旋体侵入人体时，大多为生殖器出现疮面，称为硬下疳。皮损呈浸润丘疹或呈硬结，大约 2 周后皮损表面会出现单发坚硬无痛的肉色微高出皮肤的糜烂，或浅在性溃疡，皮损表面有少量脓液样不易清除（下疳，包括硬下疳，软下疳，阴部疱疹糜烂，阴茎结核皮损等）（图 10-1、图 10-2）。但临床应同包皮炎区别开来（图 10-3）。

二期梅毒，由于梅毒螺旋体通过淋巴及血管进入血液，并在体内大量繁殖衍生广泛损害。二期梅毒出现许多类型皮损疹，如斑疹、斑丘疹以及鳞屑性丘疹。最常见的斑疹类似玫瑰疹（图 10-4、图 10-5）。占二期梅毒的 70%~80%，皮损最先出现在人体躯干，后蔓延至全身。皮疹呈铜色斑，互不融合成片，以双脚掌常见（图 10-6）。有的皮损起鳞屑，自觉有痒感。

三期梅毒，即晚期梅毒，大多发生在患者感染后两年，也有迟延数十年者。三期梅毒发展缓慢，可侵害内脏，尤其是心血管、骨骼及中枢神经系统。三期梅毒皮损数目较少，但分布常对称。皮损为大小不等的红色隆起皮下浸润性小结节，互不融合，呈簇集状，或呈环状，蛇行排列状，常发生于四肢及躯干。皮损溃烂者可渗出少量暗红色分泌物（图 10-7）。

若发生在头面，可造成破坏骨质，累及鼻骨后形成鼻梁凹陷的马鞍状（图
10-8）。

梅毒软下疳

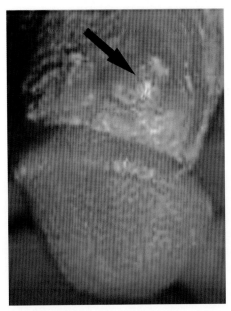

图 10-1　梅毒软下疳

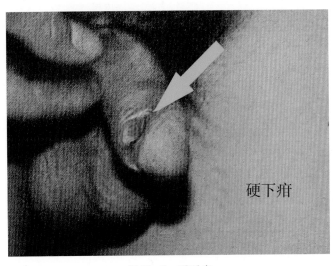

硬下疳

图 10-2　硬下疳

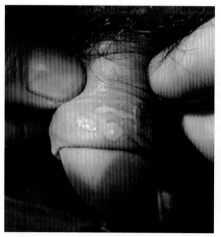

图 10-3　包皮炎

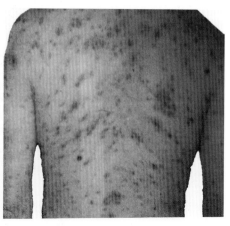

图 10-4　二期梅毒躯体皮损斑

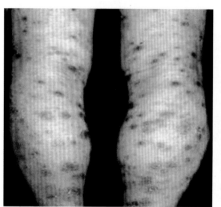

图 10-5　二期梅毒下肢皮损斑

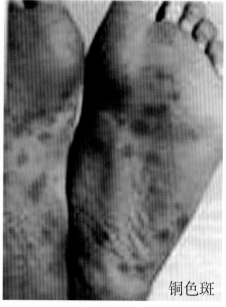

铜色斑

图 10-6　二期梅毒足掌皮损斑

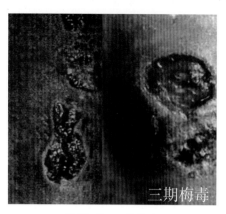

三期梅毒

图 10-7　三期梅毒

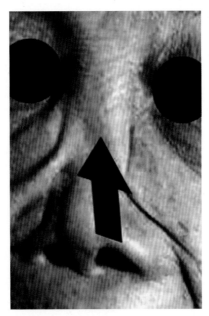

图 10-8　三期梅毒马鞍状鼻梁

（一）自疗

1. 一、二期梅毒治疗

（1）苄星青霉素注射治疗。

（2）口服：红霉素片。

（3）一期梅毒中药治疗。

方用：黄连解毒汤合五味消毒饮。

黄连解毒汤（《外台秘要》）：黄连、黄柏、黄芩各9克，栀子12克。

五味消毒饮（《医宗金鉴》）：金银花、野菊花、蒲公英、紫花地丁各15克，紫背天葵6克。

（4）二期梅毒中药加减治疗。

方用一：桔梗解毒汤（《中山法眼亭方》）：土茯苓、桔梗、川芎、黄芪、芍药、大黄、甘草。

方用二：二生汤（《清宫秘方大全》）：土茯苓、生黄芪、生甘草。

方用三：二苓化毒汤（《陈士铎辨证录》）：白茯苓、土茯苓、金银花。

当代著名中医学家王琦教授说："马鞭草治杨梅疮之功不逊于土茯苓。"现代药理证实，马鞭草水煎剂体外可杀死钩端螺旋体。故，治疗梅毒螺旋体感染马鞭草内服外浴熏洗均可。

2.三期梅毒治疗

（1）树胶肿型梅毒。

方用：化毒散（《医宗金鉴》）：大黄、当归尾、穿山甲、白僵蚕、蜈蚣、酒。

（2）心血管型梅毒。

方用一：归脾汤（《严氏济生方》）：黄芪、党参、白术、茯神、酸枣仁、桂圆肉、木香、当归、远志、生姜、大枣、炙甘草。

方用二：血府逐瘀汤（《医林改错》）：红花、桃仁、当归、生地黄、枳壳、赤芍、柴胡、桔梗。

（3）神经型梅毒。

方用：定痫丸（《中医内科新论》）：天麻、川贝母、半夏、茯神、陈皮、石菖蒲、白僵蚕、甘草各9克，生姜汁9滴（分冲），琥珀末3克（分吞），朱砂1克（分吞），竹沥30克（分冲），丹参、茯苓各15克，麦门冬12克，制南星6克。水煎服。

（二）注意事项

（1）讲究卫生，保持一夫一妻制生活。

（2）确诊梅毒后，勿自行处理，应积极去医院治疗。

第二节　淋病

淋病是性传播疾病之一，主要是性接触感染，间接感染者极少。淋病双球菌是1879年由奈瑟（Neisser）首先发现的，所以又称奈瑟氏双球菌。男性淋病临床表现为，开始尿道瘙痒及黏液分泌物，几天后即可进入高峰期，尿道自动分泌黄白色浆液脓性物质，多数患者出现排尿时尿频并有尿痛感（图10-9）。若治疗不及时即可形成慢性，可引起尿道腺炎、副睾丸炎，淋病双球菌侵入血液中后，可引起肌膜炎、淋菌性关节炎、败血症等。女性淋病临床表现为，尿急尿痛，外阴红肿，刺痒，并有脓性分泌物排出。若治疗不及时可引起子宫颈炎、阴道炎、外阴炎等。淋病可发生于任何年龄，但主要发生于性生活不注意卫生的中青年男女。双方性接触后，淋菌

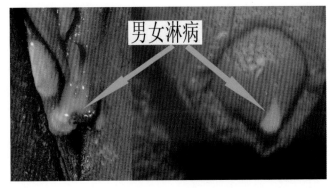

图 10-9　淋病

就附着尿道黏膜到临床症状发生为止，淋病潜伏期为 1~5 天，二次感染者为 4~7 天，如果患者在染疾病期间，应用过消炎药或饮酒，其临床症状可延长一些时间。

（一）自疗

（1）口服：红霉素片、氟哌酸。

（2）头孢曲松钠，肌肉注射或静脉滴注。

（3）萆薢分清饮加减治疗（《中医性病学》）。

治则：清热解毒利湿。

处方：金银花、连翘各 15 克，土茯苓、蒲公英各 20 克，白茅根 30 克，车前子、石菖蒲、萆薢、黄柏、生地黄、茯苓、泽泻、甘草各 10 克。水煎服。适用于急性淋病。

（4）中药加减治疗（《中医性病学》）。

处方：滑石、大青叶、生薏苡仁各 30 克，金银花、连翘各 15 克，蒲公英 20 克，女贞子、茯苓、白术、菟丝子、通草、石苇各 10 克。水煎服。适用于慢性淋病。

（二）注意事项

（1）洁身自爱，杜绝性乱。

（2）保持一夫一妻制。

（3）发现患病时，应正规彻底治愈，用药要足量，以防延长为慢性。

（4）夫妻一方患病，应暂停同房，积极治疗。

第三节　非淋菌性尿道炎

非淋菌性尿道炎，是一种受淋球菌以外的多病因微生物感染的非化脓性尿道炎黏膜炎性病变。感染后1~4周发病。临床症状为，尿道口发红，有刺痒，并有少许黏液透明分泌物，色略带清色，有尿频、尿急、尿痛症状。女性患者阴部有痛感，并伴白带增多。男性早晨起床后，尿道口常被胶状封口。非淋菌性尿道炎常可以形成副睾炎、直肠炎、输卵管炎、盆腔炎等多种感染，即可形成许多并发症（图10-10、图10-11）。

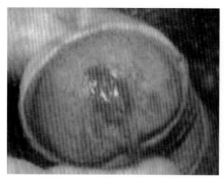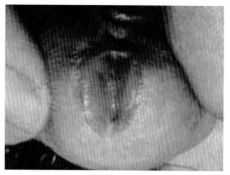

图 10-10　非淋菌性尿道炎　　　　　图 10-11　非淋菌性尿道炎

（1）口服：四环素、红霉素、强力霉素。适用于支原体感染者。对衣原体感染者临床用氟嗪酸制剂。

（2）草薢分清饮治疗（《医学心悟》）。

治则：清心降火，通利湿热。

处方：草薢、茯苓、车前子、白术、丹参、炒黄柏、石菖蒲、莲子心。水煎服。

临床选用加减：黄连、黄芩、黄柏、大黄、穿心莲、鱼腥草、白芷、地肤子等。以上药物对衣原体、支原体感染均有较强的抑制作用。

（3）验方：马齿苋120克，蒲公英、车前子、车前草各30克，白茅根15克。水煎服。

（4）六草汤（王琦院士方）。

主治：尿道炎，前列腺炎。

处方：龙胆草、败酱草、车前草、益母草各 15 克，蒲公英、白花蛇舌草各 20 克。水煎服（益母草是生殖器疾病治疗的理想药物）。

加减：血热时上方加茜草，尿道刺痒时加土茯苓。

第四节　尖锐湿疣

尖锐湿疣，为人类乳头瘤病毒感染所致，主要侵犯上皮细胞，是性传播疾病之一。如果久患尖锐湿疣或巨大型尖锐湿疣，有恶变可能。尖锐湿疣潜伏期一至数月。临床多见于性活跃期青年男女，女性多见，其男女临床比例为 1∶3。疣皮疹开始为淡红色或灰白色丘疹，逐渐增大并数目繁衍增多，呈片块状，质柔软，碰之即可出血，传染性极强。常发于女性外阴部位，严重者可进入阴道及宫颈口（图 10-12）。男性好发于龟头、包皮、冠状沟、尿道口，严重者可波及发展到肛门周（图 10-13）。有口淫史者的男女还可累及口腔、腋窝及乳房皮肤处。

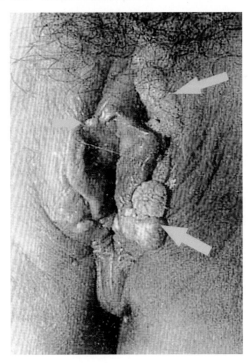

图 10-12　女性尖锐湿疣

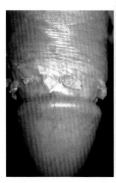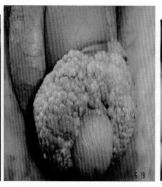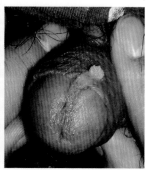

图 10-13　男性尖锐湿疣

（一）自疗

（1）高频电灼碳化。冷冻治疗。

（2）中成药：六神丸。适量研细粉外用。适用于小型尖锐湿疣患者，效尤。

（3）中药内服治疗。

处方：鸡血藤 30 克，板蓝根、大青叶、生薏苡仁、赤芍各 30 克，马齿苋 90 克。水煎服。

（4）中药外洗治疗：苦参、丹参、木贼、板蓝根各 30 克，香附、百部、苍术、明矾各 15 克。水煎外洗。

（5）八正散加三棱 15 克，莪术 15 克，半枝莲 15 克，生薏苡仁 30 克，白花蛇舌草 15 克，板蓝根 30 克，马齿苋 15 克，浙贝母 15 克。水煎服。

（二）注意事项

（1）发现性伴侣有病，应同时检查治疗。

（2）杜绝不洁性行为。

（3）染病后不要慌张，不要乱听他人瞎吹忽悠。应积极治疗。广东有位男青年，从网上给笔者发来他染的尖锐湿疣照片，说开始就绿豆大小的一两个。因迷信一位做营养品的老师说的，只要坚持大量口服营养品，免疫功能提高了，尖锐湿疣就会自动消失。然而，近 10 个月时间他花费近万元，吃了十几种营养品，尖锐湿疣不但没有消失变小，反而增长迅速面积变大，还波及肛周部位（图 10-14、图 10-15）。这种盲目加强营养，如同庄稼地里不除杂草，只顾大量施肥，不但杂草不死，反而获得营养会让它生长更猛。

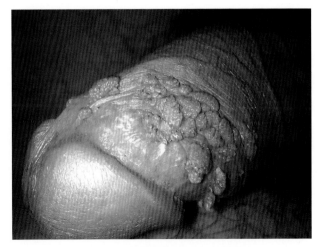

图 10-14　男性冠状沟巨大尖锐湿疣

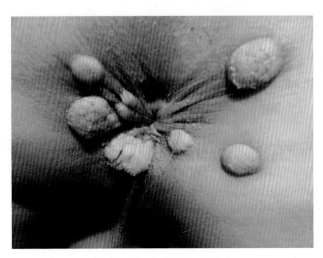

图 10-15　肛门周尖锐湿疣

（4）若龟头上出现筛满的红色斑点发痒，为龟头炎，应同尖锐湿疣区别（图 10-16）。临床用金银花 10 克，蒲公英 20 克。水煎外洗即可。

（5）无论男女，若生殖器冠状沟，或阴唇内长有许多小丘疹或肉刺状物，为假性湿疣、珍珠状丘疹，无须治疗（图 10-17、图 10-18）。

（6）若女性小阴唇有增生变长，不为疾病，而为外阴白斑要防治。见第三章外阴瘙痒一节外治熏洗方法。临床发现，凡严重性外阴白斑病，可有演变为外阴癌的风险（图 10-19）。

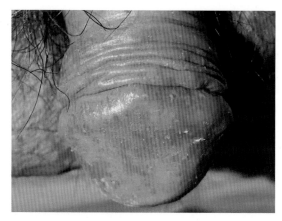

图 10-16　龟头炎

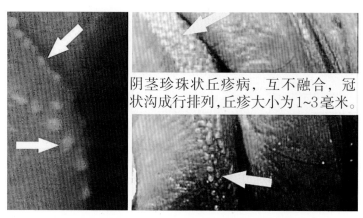

阴茎珍珠状丘疹病，互不融合，冠状沟成行排列，丘疹大小为1~3毫米。

图 10-17　男性珍珠状丘疹

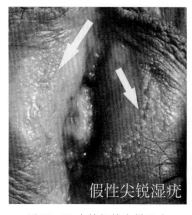

假性尖锐湿疣

图 10-18 女性假性尖锐湿疣

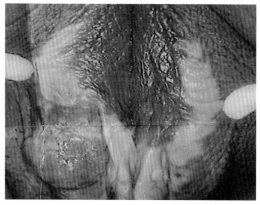

图 10-19　外阴白斑演变为肿块癌

第五节 生殖器疱疹

生殖器疱疹，是一种单纯疱疹病毒引起的性传播疾病。好发于男女阴部、生殖器周围。常见于龟头包皮、尿道口、冠状沟、阴蒂阴唇以及子宫颈口等。皮损初期为小红色丘疹，很快变成水疱，3~5天后水疱发生糜烂而形成溃疡面。自觉疮面有剧烈疼痛感。在免疫功能低下时，生殖器疱疹第一年可反复发作五六次，随后每年会慢慢减少复发（图10-20、图10-21）。

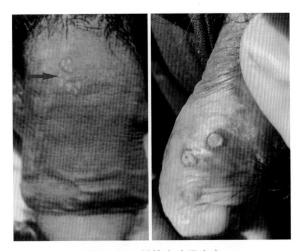

图 10-20 男性生殖器疱疹

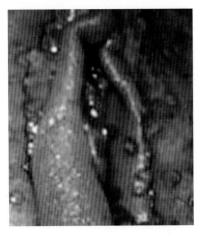

图 10-21 女性生殖器疱疹

（一）自疗

（1）西药：无环鸟苷口服。

（2）中成药：龙胆泻肝丸、八正合剂。

（3）马齿苋100克，苦参30克。水煎外洗。

（4）炉甘石、黄连、黄柏、甘草各等量。研末外用。适用于生殖器疱疹糜烂疮面。

（5）五味消毒饮加减治疗。

处方：野菊花、金银花、蒲公英、紫花地丁、半枝莲、黄连、黄柏、黄芩、栀子、甘草。水煎服。

（6）《外科正宗》柴胡葛根汤（柴胡，葛根，天花粉，黄芩，桔梗，连翘，牛蒡子，生石膏，升麻，甘草）加蒲公英，紫花地丁，焦栀子，龙胆草，车前子，茯苓治疗。

（二）注意事项

（1）患病时，避免性接触。

（2）防止感染。勿食辛辣刺激食物。

第十一章　皮肤的保养护理措施

皮肤毛发位于人体的体表，是人体的第一道防线，也是对一个人审美的第一印象。人常说："皮肤美丽遮千丑"。可见皮肤毛发对一个人的重要性。现实生活中，人们更注重于头面和易于暴露的部位。因为，头面乃一体之尊，精神之表，百骸之长，六阳群集之府，为喜怒哀乐，健康状况之流露。只有身心健康，才能肤表美。总之，美能给人以快乐轻松，鼓励人积极向上进取。

一、皮肤病的预防与保养

1. 保持皮肤皱褶处清洁卫生

保持皮肤清洁卫生，是预防皮肤病发生或复发的关键性之一。大家知道，城市讲市容清洁，衣服视干净平展。然而，那些背巷死角往往易被忽略，人体何尝不是如此，衣服易打皱褶的部位，是人体打弯活动的地方，也是皮肤汗液易于分泌之处，这就是多汗纳垢温床处细菌易繁殖而发生皮肤病的原因，如腋下，阴部，肛周，腹股沟，指缝，乳房下，小儿颈下等。经常保持人体皱褶处的皮肤清洁卫生，是预防股癣、手足癣、湿疹、痱子等皮炎性皮肤病的上上之策。

另外，对皮脂分泌较多的地方，如脸面、鼻子两侧等部位，可导致颜面患有玫瑰痤疮、颜面脂溢性皮炎。可以常用中性肥皂洗涤。若干性皮肤之人，不宜用碱性大的香皂，洗脸后应涂擦适合自己的护肤膏。

2. 远离传染源

对一些明知有传染性皮肤病风险的地方、物品、动物以及已经患有传染性疾病的患者，要尽量隔离远离。如真菌，寄生虫，动物，脚气患者，疥疮患者，性传播疾病患者等。

3. 日晒对皮肤的影响

万物生长靠太阳。适当的日光照射，同样可以促进皮肤新陈代谢，改善血液循环及杀菌。日光照射可促使汗液分泌，增加具有类固醇皮质激素样作用，也能促使血管扩张及促进毛发生长的维生素 D 的形成，还有助于皮肤的抗病能力。而过长日晒暴晒，会使皮肤出现光感性皮炎、日晒伤、色素斑加重等。对强光敏感的患者，夏天在室外活动时，应穿长袖，戴草帽，打伞，或减少强光下活动时间。

4. 精神刺激对皮肤病的不良影响

精神心理（经济、婚姻、工作、学习、就业、健康等）压力，能致使人诱发皮肤病，或迫使皮肤病加重，如神经性皮炎，斑秃，黄褐斑，皮肤瘙痒症等。故要想保持你的容颜健康，首先要保持夫妻恩爱，全家团结快乐和有一个健康的心态。即遇到不顺心的事，要努力跳出自我，忘记自我，正确对待才能不被不良情绪刺激左右。到自己喜欢的环境去散散心，找同自己谈得来的人聊聊天，拉拉家常，这些都是防治疾病的有效措施，但说起来容易，做起来难。

5. 气血营养对皮肤的影响

人们去市场购蔬果之类，都知道挑选营养充足、色泽鲜丽、无斑点、无外伤的农副产品，人体气血营养更因如此。如果一个人体内缺乏营养，必然会出现在容颜皮肤上。对维生素缺乏的皮肤患者，除药物治疗以外，尽量给予蛋白质、铁元素、钙元素等补充加速疾病早愈。

另外，在食疗时，一定要了解瓜果蔬菜类、肉类、蛋等食物的属性，以防诱发过敏使皮肤病加重。

二、皮肤的护理调治

（一）内调美肤食疗方剂

1. 祛斑美容汤

配方：瘦猪肉500克，大枣20枚，鲫鱼1条(200克左右)，枸杞子10克，生姜5片。

制作：以上炖煮后，佐料调和食用饮汤即可。2日1剂。

功能：祛除颜面色素斑，增加皮肤弹性。

2. 容颜除皱汤

配方：银耳100克，白糖适量。

制作：银耳用水炖烂后切片，撒适合个人口味的白糖，拌匀，待温食用。

功能：本品有止血之功，对吐血、便血、咯血、崩漏出血均有效，对肺炎也有效。久服可容颜嫩肤，可除颜面皱纹。

3. 海带绿豆汤

配方：海带50克，绿豆30克，红糖适量。熬粥食用。

功能：对皮肤湿毒性瘙痒、水肿及口周皮炎、口唇炎均有效果。

4. 猪皮润肤美容方

配方：新鲜猪皮适量。

制作：加调料炖煮烂后食用。

功能：主要成分为胶原蛋白质弹性蛋白，能使人体皮肤保持丰满而不萎缩。人过30岁后，皮下贮水功能逐年下降，导致皮肤皱纹增多。猪皮能提高皮下细胞贮水功能，可以起到润泽肌肤和美容的作用。

5. 龙眼桑葚美容粥

配方：龙眼肉20个，黑芝麻20克，核桃仁20克，制黄精20克，麦门冬15克，枸杞子15克，桑葚果60克，糯米20克。

制作：以上混合熬粥，待温食用。

功能：养血滋阴。尤适用于干燥性皮肤者，久服使人皮肤光洁俏丽而乌发。

（二）中医治疗色素碍容性皮肤病常用中药

根据中医理论，五脏主五色关系为：心主赤，肝主青，脾主黄，肾主黑，肺主白。临床治疗时当调整脏腑的病变，使人体气血和畅，才能使皮肤增加滋润。常用内服中药：当归、熟地黄、白芍、枸杞子、益母草、阿胶、冬瓜仁、淮山药、菊花、佩兰、白茯苓、覆盆子、桑葚果。

面部皮肤发黑或色素斑，大多属肝肾不足，精血亏损，或痰浊郁积于肌肤所致。所以，治疗当补肝肾，通气血，祛痰垢。内服药有：黄芪、白术、防风、白芷、杏仁、杜仲、桑寄生、枸杞子、菟丝子、桑葚果、覆盆子、瓜蒌、白附子、白芥子，以上中药具有祛除黑斑作用。

据资料报道，日本学者从中医药处方中筛选出有24种抑制皮肤黑色素生成的中药如下：山药、乌梅、桂皮、枣皮、细辛、蔓荆子、百合、黄连、白附子、天花粉、葛根、苦参、夏枯草、白头翁、半夏、商陆、山椒、枸杞子、皂荚、苍术、冬葵子、白茯苓、益母草、山茱萸。以上药物用氧耗法测定后，证实有5种药物对抑制酪氨酸酶活性效果最好，即：乌梅、桂皮、枣皮、夏枯草、蔓荆子。其次为：白头翁、白附子、黄连、益母草、皂荚。

明白了以上药物对皮肤护理及治疗属性功能后，就会对预防及润肤美容起到积极的指导意义。

（三）自制中药面膜美容散

配方：白附子、蒲公英、白芷、白茯苓、滑石粉各100克，绿豆粉1000克。

制法：以上混合研成极细粉末备用。

用法：护肤时取适量粉末，凉开水调糊外用面膜。

此方面膜适用于粉刺、黄褐斑、雀斑，也可减轻面部皱纹，使颜面肌肤光亮富有弹性。

（四）瓜果蔬菜自制美容面膜

（1）黄瓜苦瓜面膜：黄瓜1条，苦瓜半条。共捣烂如泥敷脸。适用于脸面粉刺、痱子、颜面过敏性皮炎。

黄瓜清热利水解毒，含多种维生素和矿物质；苦瓜清热除暑解毒，又含各种氨基酸。二者合用可以使皮肤光泽细嫩。

（2）香蕉面膜：香蕉不但有清热润肠，还有润肺止咳之作用。它含有多种维生素，含钾量为水果之冠。香蕉面膜适用于干燥性及过敏性皮肤。同时，现代药理研究表明，香蕉肉甲醇提取物的水溶性部分对真菌、细菌有抑制作用。香蕉皮外擦对皮肤瘙痒、止痒有效。

（3）西红柿西瓜面膜：取适量西红柿和西瓜肉，捣烂似稀泥状面膜。适用于油性皮肤和色素碍容性皮肤斑。西红柿含有丰富的维生素和胡萝卜素等物质，也有抗真菌和消炎作用。西瓜为夏季瓜果之王，它含有丰富的葡萄糖、胡萝卜素、维生素等物质。

（4）芹菜菠菜汁面膜：适用于黄褐斑、雀斑及干燥性皮肤。二者均含有丰富的维生素、矿物质、蛋白质、碳水化合物等。

（5）马齿苋汁面膜：适用于扁平疣，过敏性、干燥性等皮肤病。马齿苋不但被称为长寿菜，而且现代药理研究表明，本品含有大量去甲肾上腺素和多种钾盐，也含有蛋白质、糖等成分。马齿苋内服有抗菌、防治痢疾和抗癌作用。

（五）自我美容简易按摩法

按摩前最好用凉开水频频洗脸。美容专家实践研究表明，常用凉开水洗脸能使皮肤细嫩而富有弹性。凉开水能促使血液循环，是理想的美容方法。

（1）洗脸后，给脸上涂上适合自己的少许润肤膏，双手掌搓热后从鼻梁两侧向外搓按颜面 15 次左右，再以双耳前至脸中央似洗脸样反复按摩 20~30 次。经常坚持可使容颜红润光泽，延缓起皱生色素斑点。

（2）常用手点按摩双足三里、双合谷、双内关、双太冲、双神门、双血海穴位。每日 2 次，交替揉按以上穴位合计 30 分钟以上。长期坚持可使容颜面皮肤增白细嫩有弹性。

（3）常用手点按下列穴位：足三里，血海，合谷，三阴交，迎香，颧髎，神庭，地仓，瞳子髎，睛明，攒竹。可增强颜色面皮肤光泽，减轻皱纹。

附录　临床皮肤病医话 8 则

一、寻常疣治疗经验谈

寻常疣俗名"瘊子"，可生于全身任何部位，多见于手背或手指上。原发的为"母疣"，继发的为"子疣"。虽为小疾，令人十分苦恼。西医多用冷冻或电灼方法治疗。中医习惯用鸦胆子治疗。以上方法治疗易留瘢痕，易复发。现笔者根据临床经验介绍几种简便方法：

方法一：鲜生姜 20 克切成薄片，浸泡在优质 50 克米醋中，7 天后再加入柴胡注射液 5 支。取小块纱布缠在小木棒一头，用线扎紧，在瘊子上反复擦涂，每日 3 ~ 5 次，一般 10 天左右即可变黑渐渐枯落。此法对扁平疣也有效。

方法二：板蓝根注射液或柴胡注射液在寻常疣基部注射封闭，注射量使疣基周围发白为宜。每周 1 次，一般 3 次即可治愈。

方法三：鼠妇。俗名湿湿虫、西瓜虫。尽量找较大的五六个，绞汁点涂，每日 3 ~ 5 次，几天后疣体即可发痒变干，连用 20 天左右疣体即可消失（原载《中国中医药报》2000 年 8 月 30 日，赵理明）。

二、归脾汤治愈妇女外阴瘙痒症

归脾汤出自《严氏济生方》，由四君子汤、当归补血汤加味组合而成，是治疗心脾两虚的常用方。笔者尊"疏其血气，令其调达，而致和平"的原则，用归脾汤治疗妇女血燥型顽固外阴瘙痒症，取得较好疗效。

曾治患者杜某，28 岁，经商，身高 1.6 米，体重 43 千克，1995 年 11 月 4 日上午经人介绍来皮肤科就诊。患者哭诉外阴阵发性剧痒、干燥持续两年多，体倦乏力，眼睛昏花，夫妻同房时下身干燥，痛感明显，外用明矾、花椒、苦参及多种成药洗剂，疗效不明显，自发病以来体重减轻了十几千克，先后跑过多家医院，吃过多种药物，因服药过多还引起胃病。有三家医院按性病治疗，曾用过价钱昂贵的意大利进口菌必治（头孢曲松钠）40 多支也无效果。

中医认为"治病必先识病因，识病然后议药，药者所以胜病者也""虚是各种痒之本，风、热、湿则是痒之标"。脾胃强健，气血旺盛，肌肤得润，则燥痒自消。方用归脾汤加白鲜皮、黄柏各 10 克，知母 9 克，每日 1

剂，水煎内服。另用地骨皮 30 克，生地黄、当归各 15 克，徐长卿 10 克，每日 1 剂，水煎分两次外洗，共用药 26 天癇疾得以治愈。

另治患者张某，64 岁，退休医生，1996 年 4 月 16 日来皮肤科求治。主诉：大便干燥似羊粪球，肛周顽固性瘙痒多年，后累及阴部，外阴干燥瘙痒 10 个月余，先后用抗生素、转移因子及中成药龙胆泻肝丸等，并用过局部注射、外用软膏及多种洗剂，效果甚微。患者刺痒钻心时用手抓烂渗血才放手。

中医有"诸痛痒疮，皆属于心"之说，本病因气血不足，肌肤失养，燥热内生，心神不安，方用归脾汤加枸杞子、苦参、栀子各 10 克，水煎服，患者服用 7 剂痒轻；因嫌药水味苦，后改为每日用鸡血藤 30 克水煎同归脾丸一起服用，10 天后阴痒大减，再守方半个月，诸疾悉平而愈。

事后，患者送来一面写有"实医"二字的锦旗，这是对中医药疗效实事求是的评价（原载《中国中医药报》2002 年 4 月 8 日，赵理明）。

三、泻黄散加减治疗颜面发热经验

颜面发热主要出现于双颧及额头部位。常昼夜面赤而热，像火烤一样并有痒感出现小丘疹。发热时饭后尤为明显。虽为小疾，不对症给药治愈难矣。西医常用抗过敏药、激素类及消炎药治疗，但收效差，且短时又复发。《黄帝内经》曰："面热者足阳明病。"金元时期医学家李东垣曰："夫饮食不节则胃病，胃病则气短，精神少而生大热。有时而显火上行独燎其面。"清代名医沈金鳌说："颜面诸疾，皆从胃治。胃经实火，内不得清，外不得泄，郁于肤表。"当代中医刘渡舟则认为："余细察此证，古人认为阳明胃火上走于面，其实而又与肺热往往相并，或时疫客于高巅相互为疾。"临床切中病因，疗效每每卓著。

典型病例：李某，女，36 岁，教师，西安人。2001 年 7 月 2 日来诊，颜面皮肤发灼烧又痒 3 个月余，同时呈大片红斑，有时发灼热如火烤。用冷水溻后稍可缓解。去几家医院诊治，诊断为：颜面再生性皮炎、过敏性皮炎。先后用西药强的松等以及消炎药之类，中草药用生地黄、茜草、白茅根、地榆等凉血止血药，中成药用龙胆泻肝丸、银翘解毒丸之类以及生活护肤，但效果均不理想、不持久。病史反复 1 年多。经人介绍来笔者所在医院诊治。患者除以上症状外，大便秘结，口臭，舌红苔黄。治则：清泻肺胃积热。用泻黄散加减水煎服，7剂，病愈。方药：石膏30克，栀子10克，防风12克，黄芩15克，黄连、大黄各9克，藿香、枇杷叶、凌霄花、甘草各6克。方中泻黄散泻阳明脾胃伏热，再配黄芩、黄连、枇杷叶、大黄、凌霄花以清宣肺心之热，使肺胃伏热之气清之（原载《中医杂志》2002年第43卷增刊，赵理明）。

四、九华膏治愈文唇引起的过敏性唇炎39例

文唇引起接触性过敏性唇炎是爱美之青年女性最恼火、痛苦的事，也是美容院处理纠纷最棘手之难题。目前，笔者还未见到有关此类过敏的疗效报道。近几年来，笔者先后应用天津药业集团有限公司生产的治疗痔疮疾病的双燕牌九华膏，治愈了39例因文唇引起的过敏性唇炎。

典型病例：席某，女，46岁，西安人，2002年10月中旬在某美容院经专业美容师文唇引起过敏性唇炎，双唇肿大裂痛，讲话困难，只能仰头让人帮助进流食，饮水靠滴管进行。经西安最大的一家医院诊断为过敏性唇炎，用抗生素静脉滴注7天，病情未减，反而唇裂处黏液不停出现，患者频频用卫生纸拭液。10天后经另家美容院老板介绍，美容师专程陪患者来笔者所在科室诊治。用九华膏外涂治疗3天后，肿消痛去，不再渗液，连用14天后双唇脱痂痊愈，无任何损伤。

体会：九华膏属中药制剂，具有消肿止痛、生肌收口之功效，原用于治疗发炎肿痛的痔类疾患。而唇部也属黏膜部位，九华膏治疗唇炎疗效可靠，无副作用，既经济又方便，值得推广（原载《中国中医药报》2004年2月12日，赵理明）。

五、经典指导笔者治愈肌肉奇痒一例

2004年11月5日，北京某老师打电话告诉我说，有位60岁左右的女顾客，身上肌肉发痒一个多月，用药不效，咨询于我。次日患者亲自通电话详告我说，她背部、小腹至大腿肌肉发痒，夜间加重奇痒难忍，瘙痒上下来回蹿动游走，痒时好像钻心，用力搔抓也无济于事，而皮肤表面无任何反应。

　　笔者也是第一次遇到这种肌肉奇痒的患者。受"脾主肌肉"之理和"诸痛痒疮，皆属于心""治风先治血，血行风自灭"之法度指导，当时从电话中告诉患者用当归饮子汤加白术12克，枳壳10克，水煎服7剂。当归饮子汤组成：黄芪30克，防风15克，当归20克，川芎10克，白芍20克，生地黄30克，刺蒺藜30克，何首乌15克，荆芥6克，甘草9克。这是笔者几乎天天临床用的《严氏济生方》中的当归饮子汤。方中四物汤能养血滋润肌肤，使血行通畅，同首乌相伍又有增水行舟润肠之功，防风善搜骨肉之风，荆芥又能祛皮之邪，刺蒺藜最能止痒，再加白术、枳壳健脾行气，清代医学家黄宫绣谓二者为"脾脏补气第一要药"，全方共奏疏风、活血、健脾之功。

　　11月19日晚，患者打来电话说，她服了我电话告知的汤药，3剂止痒，7剂痊愈，并电话表示感谢说："中药真好，能治本，花钱又少。"

　　2005年2月2日下午，笔者打长途电话回访，对方告知病未再犯。

　　笔者体会，《素问·痿论》曰："脾主身之肌肉。"脾有运化的功能，将水谷精微输送到全身肌肉中去，为之营养，使其丰满发达而臻至健壮。《素问·风论》曰："风者，善行而数变……风者，百病之长也。至其变化，乃为他病也，无常方，然致有风气也。"笔者虽然治好了病，但却讲不出血虚生风的一连串道理来，但以上经典之教诲是笔者多年临床治疗皮肤病取效之法宝和指南针（《中国中医药报》2006年1月25日，赵理明）。

六、要想提高疗效必须熟读经典

　　中医之所以有生命力，最根本的一点是临床有疗效。而学中医，光读《秘验方大全》之类是远远不够的，如同踮着脚走路，摇晃着走不远，必须熟读经典。

　　笔者知识面窄。对《黄帝内经》等中医经典著作的学习刚刚起步，如同吃葡萄干一样，正在一粒一粒地细细品味。但就是这样，笔者已经尝到了甜头。举三个病例说明。

　　病例一：王某，女，30岁。右小腿内侧生疮溃烂，治疗近2个月，不见起色。患者坐在笔者面前双手掌放在桌面上，头侧枕在手背上，脸色光白，有气无力。当我解开她用纱布包扎的右小腿时发现，溃疡皮损凹陷明显，疮周边发硬似地图，边状不规则，脓清稀、量少、异味浓。笔者看她拿出的两家大医院病历，均诊断为臁疮（下肢慢性溃疡）。一家用萆薢渗湿汤与五味消毒饮以及活血化瘀方加减医治。另一家则用价钱昂贵的消炎抗生素之类输液治疗。笔者辨证患者属气血双亏，身体已经没有能量来用于长伤口。便按"虚者类之""陷者升之"的原则给患者开了 7 剂黄芪建中汤加当归 15 克，鸡血藤 30 克，水煎内服。精制生大黄粉 400 克，用蜂蜜每次适量调糊外用，2 日换药 1 次。

20 多天后患者复诊，下肢慢性溃疡面愈合 60% 以上，脸色红润，走路精神，也穿上了高跟鞋。遂开了 4 盒十全大补丸口服，以加速疮面愈合巩固疗效。10 天后，患者皮损疮面全部愈合。

病例二：唐某，男，43 岁，建筑助理工程师，2000 年 2 月 8 日下午初诊。患者为笔者老乡，正在老家某县人民医院住院治疗。主诉：2 月 3 日早晨起床时发现左大腿内侧疼痛，有肿块，不能行走，送往医院时被人抬上二楼病房。医院怀疑为急性骨髓炎，昨天医生用针穿刺抽脓没有抽出来，一直打着消炎吊瓶，患者一边说着一边半靠坐在病床上掀开被子让笔者看肿块。肿块皮色无异样变化，略高出周围皮肤半厘米左右，用手触摸坚硬如石，面积约有砖头的三分之一大小。当笔者告诉他"怒伤肝"，此部位是足厥阴肝经所辖，多为动怒生郁气有伤于筋，客留于此所致，患者及其妻子恍然大悟道，没错没错，得病前一天晚上因患者外出打麻将，为此妻子火火地大闹了一场。笔者受"不通则痛，通则不痛""坚者削之"之理给患者开了能活血软坚内消的白疕 3 号方，让其水煎内服。此方出自《张志礼皮肤病医案选萃》一书。处方：苏木 10 克，赤芍 30 克，白芍 10 克，红花 10 克，桃仁 12 克，鬼箭羽 25 克，三棱 30 克，莪术 30 克，木香 9 克，陈皮 9 克。

复诊：2 月 24 日晚上，患者打长途电话说，他正月初六出院后，连服汤药 7 天后肿块就缩小了一半，用手压时稍有痛感。患者询问调方。笔者鼓励患者说效不更方，隔日服 1 剂吧！

3 月 1 日上午，患者共服 18 剂汤药病愈后，来西安建筑工地上班时间我说，他患的病叫什么病名？笔者查遍手头资料也没有找到答案，暂称为"气结坚硬肿块"。

病例三：秦某，女，60 岁，体胖。2004 年 7 月 16 日初诊。主诉：7

月 5 日早晨起床后左大腿内侧出现发红色肿块，疼痛难忍，某院诊断为丹毒。在门诊观察静脉滴注头孢类抗生素 3 天，疼痛加重。7 日晚上住进了某职工医院，继续用抗生素治疗 1 周，仍不见效。后找到笔者治疗。笔者见其肿块色红，用手触摸硬如石块，微微高出周围皮肤，呈椭圆状，长约 14 厘米，宽约 9.5 厘米。当笔者告诉她及家属此病为发火动怒生闷气所致时，患者老伴连连说有道理，并说患者生病前两天去学校看孙子，谁知那小子一个多月都没有到学校去，最后到网吧里才找到了他。为这事一生气第二天就病倒了。笔者给患者解释后按"不通则痛""坚者削之"之理开中药 7 剂，水煎服。

复诊：7 月 23 日，肿块缩小至长约 9.3 厘米，宽约 7.1 厘米。由于患者喝汤药怕苦，改用中成药大黄䗪虫丸内服，5 天后患者服此药皮肤过敏，又改为血府逐瘀口服液。这期间，笔者先后 3 次去患者家里随访。

8 月 28 日上午，患者及老伴找我告知病愈（原载《中国中医药报》2006 年 1 月 25 日，赵理明）。

七、积食内热诱发皮疾机理之我见

最近看有关资料以及患者询问，积食内热所致的过敏性皮肤病，或患慢性皮肤病胃积食，或食肉蛋之类会使皮肤病加重问题。

有资料载："今日门诊一患者称，其子湿疹腹泻，西医云为过敏。中医谓之积食，莫衷一是。吾曰：相虽不同，名实为一。食积患儿易过敏，乃太阴脾虚后，免疫系统识别异种蛋白为异端，起而攻之，遂生过敏焉。中医西医，各执一端，又与盲人摸象何耶？"

也有资料分别解释："积食过敏引起皮肤瘙痒，属于脾胃虚弱，血虚风燥，下焦湿热以及肠功紊乱引起。"

"积食引起皮肤瘙痒症，是人体内微量元素缺乏导致的，应多吃一些维生素 C 含量高的食物。"

"积食引起皮肤过敏，可以在医生指导下，口服促进胃动力的药物，以及抗过敏的药物进行改善。"

"未消化或部分消化的食物进入血液内，作为异物产生刺激，便会引起过敏。"

"皮肤发育不全，角质层薄，受点刺激就会扩张血管，就会出疹，局部过敏。"

"对积食导致的过敏，应从增加消化能力，改善胃肠菌群来修复胃肠黏膜两个方面进行。"

以上为中西医论述积食引起皮肤过敏摘录。

天人合一；人可参天地也。临床见积食形成之内热患皮肤病者，或者食牛羊肉之类会使皮疾加重，或诱发口腔溃疡疾病、痤疮等。笔者认为，机制是：积食后，难以消化吸收代谢的食物，就会在体内作用产生湿热郁邪，腐邪一生，致肠道壁黏膜屏障受损，腐邪之气必寻出路外透而达，致人体卫气失固，内热腐毒之邪就会从毛孔（玄府）透出，侵扰致使皮肤脂膜功能受损，从而使皮肤病加重或诱发。小儿积食还会有发热症状出现。故笔者多年临床治疗皮肤病时，每次提醒患者在治疗时间段内多素少荤，不要多吃肉蛋等高热量难以消化的食物，及一切生冷食物，包括凉水果，辛辣性有发散善窜之物，同时，叮咛患者不要吃得太饱，辨证药方中佐有消食导滞之药来提高疗效。在治疗痤疮、颜面发烫等头面皮肤病时，遵《杂病源流犀烛》"颜面诸疾，皆从胃治，胃经实火，内不得清，外不得泄，郁于肤表"之诲言。临床发现，凡食积导致皮肤易发生过敏体质之人，大多都是脾胃虚弱之人，用指甲在皮肤上稍用力轻划一下，随后皮肤就出现一道明显的划痕红迹印。

善学医者，应善体物性。人体如同一个密闭的房间，室内被杂物导致湿热腐邪之气，必然会寻觅房间薄弱的缝隙侵犯外泄。明白了此理，为治疗皮肤疾患提供了有力的参考依据。故为医者，一定要通俗、客观、理性、开明、实事求是，不要用让人捉摸不透、云里来云里去的言辞来显摆自己，又以文绉绉的让人难以理解的晦涩文句去解释，这样会给普及中医推广带来不利因素。

另外，这里特别提醒读者注意的是：羊肉是动风发物之首，喜动之性肉含热。民间有：羊吃百草不生病，喜走陡峭狭窄地，羊肠小道有险峻，肉内藏聚草毒底。故患有皮肤疮疡和皮肤过敏瘙痒之疾，食羊肉有诱发加重之教训，宜慎之忌之戒之。

2022 年 12 月国内新冠病毒感染高峰期，有不少人感染后出现发热、头痛、腰痛、全身肌肉关节痛、困倦乏力、咽喉干痛如刀割以及咳嗽等症状。有患者在网络上看到有人说要尽量多吃肉蛋之类，来补充营养等，食用冰冻食物来压制咽喉干痛症状等。其实，食肉蛋等难以消化的食物要因本人的消化功能强弱而定，病毒感染、感冒生病后人的脾胃功能本来较弱，本应以清淡饮食为主来养病。结果患者看网络上介绍吃肉蛋多了，又开始积食发低热了，有人按网络上方法吃冰棍想缓解咽喉痛，有人给 8 个月小儿在家里用冰冻水袋给降温，结果可想而知，本应宣透散热邪毒才对，结果吃了冰棍压制后痛苦难忍又失音。类似情况笔者这十几天里天天在门诊并给微信电话求助者开方及解释有百余例。如此盲从，正如《黄帝内经》所言："粗工凶凶，以为可攻，故病未已，新病复起。"

八、老年皮肤瘙痒症与保养

2022 年 9 月 27 日上午，门诊来了一位退休女教师，66 岁。拿着某名医给看的病历说，她老娘 88 岁了，皮肤病瘙痒大半年了，夜间加重，把老太太瘙痒得都有死的心了。又说，以前找过几位专家看过，就是止不住痒！翻开某名医写的病历，记录看过 3 次，均用当归饮子汤（黄芪 30 克，川芎 10 克，荆芥 10 克，炒刺蒺藜 20 克，当归 10 克，防风 10 克，熟地黄 20 克，白芍 20 克，甘草 6 克）加茯神 20 克，龙骨 20 克，炒扁豆 20 克，白鲜皮 15 克，蝉蜕 10 克，莲子 20 克，珍珠母 20 克，酒黄精 15 克。7 剂，水煎服。落款：2022 年 9 月 20 日。

老师思索后，以补养气血，上宣下清解表为治则。用当归饮子汤（黄芪 30 克，防风 10 克，赤白芍 15 克，生地黄 30 克，川芎 15 克，荆芥穗 15 克，炒刺蒺藜 30 克，甘草 9 克，何首乌改为虎杖 15 克）加炒枳实 15 克，葶苈子 15 克，苦杏仁 10 克。7 剂，水煎服。

10 月 9 日下午门诊，患者女儿来门诊高兴地说，赵大夫，你这个方子总算救了我老娘，一下子瘙痒减轻了一大半。效不更方，守方 7 剂，水煎服。

2022 年 10 月 8 日上午，患者之女又来门诊，说，她老娘瘙痒几乎消失了，唯独双胯外侧有一丁点发痒。我们以前为给我老娘治皮肤病，跑了不少医院，没有少折腾，外用膏、中药外洗、吃的药都用过不少，就是止不住痒。思考后，便在上方基础上加首乌藤 15 克，7 剂，水煎服。

2022年11月5日下午，患者之女又来门诊，诉说，她老娘皮肤病瘙痒好了十几天，又开始发痒了，要求再吃中药治疗。老师问她说，你们肯定是给老人吃什么发物了，比如，牛羊肉、鸡鸭鱼虾之类？患者之女回答，她弟弟用轮椅把老人推到羊肉泡馍馆吃了3天羊肉泡馍。她又问为什么羊肉能诱病发作？老师回复说，羊肉含有百草之毒。所以，治疗皮肤病时，临床建议要严格忌口，以防过敏引起皮肤病复发加重。又给解释，对于高龄老人，在饮食方面建议天下真正的孝子们，给老人吃东西时，不要给予一些难以消化的食物。因为，高龄老人必定内脏器官衰退，不同于青壮年，以免弄巧成拙而出力不讨好害了老人，给老人脾胃增加负担，粗茶淡饭是最健康的养生食品。俗话说，只有吃五谷才能压百病。

12月13日上午，患者之女来门诊，说她老娘皮肤病服药后再没有复发过，担心防控疫情干扰，以防复发，要求再次购前方药7剂以固疗效。随同的男子说，为治他外婆皮肤瘙痒病，他都动用关系求治过外省皮肤专家，真没有想到你用中药给治愈了，表示感谢（此医案为青年中医师吕博静随诊整理）。